Rudolf Steiner

Vom Geheimnis der Ernährung

Rudolf Steiner **Vom Geheimnis der Ernährung**

Ausgewählte Texte

Herausgegeben und kommentiert
von Christian von Arnim

RUDOLF STEINER
VERLAG

Die Originalausgabe erschien 2008 in der Rudolf Steiner Press, Forest Row, unter dem Titel *Nutrition. Food, Health and Spiritual Development.*
Übersetzung der Herausgebertexte von Taja Gut.

1. Auflage 2010

Einbandgestaltung	BADER. Kommunikation
Foto	Michael Bader
Satz	Schulthess Juristische Medien AG, Zürich / Verlag
Druck und Bindung	Druckhaus Nomos, Sinzheim

Printed in Germany
ISBN 978-3-7274-5383-0
www.steinerverlag.com

Inhalt

Einführung

Das Thema Ernährung hat sich heute einen festen Platz im Bewusstsein weiter Kreise der Bevölkerung erobert. Von der Zunahme der Fettleibigkeit in den wohlhabenden westlichen Gesellschaften bis zur Qualität unserer Lebensmittel und ihrer Produktionsweise: Auf allen Ebenen, von der Regierungspolitik bis zum häuslichen Familientisch, ist die Frage, was und wie wir essen, Gegenstand von Diskussionen geworden. In den Debatten über umweltbewusste Lebensweisen, nachhaltige Anbaumethoden, intensive Landwirtschaft und Viehzucht, die Bedeutung von biologisch erzeugten Lebensmitteln und den Umgang mit unserem Planeten geht es nicht nur um die übergeordneten Fragen der globalen Klimaerwärmung und der zukünftigen Entwicklung des Menschen, sondern auch um gesunde Ernährung.

Rudolf Steiner musste sich seinerzeit zwar noch nicht mit kniffligen Umweltfragen herumschlagen wie zum Beispiel derjenigen, was ökologisch sinnvoller ist: Bohnen Tausende von Kilometern aus Afrika zu den europäischen Märkten zu fliegen oder sie in der Nähe der Verbraucher anzupflanzen, was im kälteren europäischen Klima den Bau von Gewächshäusern erforderlich macht. Diese wiederum führen womöglich zu einer schlechteren CO_2-Bilanz, da sie Heizenergie benötigen. Ein Thema war Ernährung indessen schon damals. Die Erforschung der Zusammensetzung von Nahrungsmitteln und die Bestimmung der benötigten Menge an Substanzen wie Kohlenhydrate, Mineralien, Fette und Proteine sowie die Untersuchung ihrer Wirkungen hatte in ihrer modernen Form schon Mitte des achtzehnten Jahrhunderts begonnen.

1770 entdeckte Antoine Lavoisier, einer der «Väter der Ernährungswissenschaft und der modernen Chemie», den eigentlichen Prozess der Nahrungsumwandlung. Im frühen neunzehnten Jahrhundert fand man heraus, dass Nahrungsmittel hauptsächlich aus vier Elementen bestehen – Kohlenstoff, Stickstoff, Wasserstoff, Sauerstoff – und entwickelte Methoden zur Bestimmung des jeweiligen Anteils dieser Elemente. Mitte des neunzehnten Jahrhunderts betrieb der deutsche Chemiker Justus von Liebig maßgebende Forschungen zum Stoffwechsel bei Pflanzen und Tieren. In diesem Zusammenhang ist zu erwähnen, dass Steiner während seiner naturwissenschaftlichen und mathematischen Studien in Wien auch das Fach Chemie belegte.

Selbstverständlich haben sich in den rund 90 Jahren, die seit Steiners Vorträgen über Ernährungsfragen verflossen sind, Wissenschaft und medizinische Forschung auf diesem Gebiet weiterentwickelt, auch was die Erkenntnis über die gesundheitsfördernde oder schädliche Wirkung von Nahrungsmitteln betrifft. In einem Punkt aber hat sich an den Verhältnisse nichts geändert: Noch immer werden Ernährungsratschläge fortwährend revidiert und widersprechen sich gelegentlich auch, wenn durch neue Forschungsergebnisse bisher anerkannte Grundsätze über gesunde oder weniger gesunde Ernährung in einem anderen Licht erscheinen. Dass Ratschläge zur Ernährung bereits zu Steiners Zeiten eine Streitfrage bildeten, verdeutlicht sein Beispiel der empfohlenen Tagesmenge an Eiweiß.

Wie die uns umgebende äußere Natur, in deren empfindlichem Gleichgewicht eine bestimmte Handlung an einem bestimmten Ort unerwartete, um nicht zu sagen ungewollte Folgen an einem anderen Ort nach sich ziehen kann, so ist auch der Mensch als physisches und geistiges Wesen eine zusammenhängende und ganzheitliche «Sphäre». Deshalb können Ernährungsempfehlungen zu unerwarteten Ergebnissen führen, die sich nicht immer gleich bemerkbar machen. Und hier geht Steiner weit über die derzeitige Ernährungsforschung hinaus (die sich weitgehend auf die Wirkung von Substanzen auf der materiellen Ebene beschränkt), indem er auf eine sehr viel umfassendere Weise die Wirkung von Nahrungsmitteln auf den ganzen Menschen untersucht. Dazu gehören auch die den physischen Körper durchdringenden geistigen Faktoren. Auf diese Weise verhindert er ungewollte Folgen, die bei einer einseitigen materialistischen Ausrichtung möglich sind.

Dieser Ansatz verleiht seinen Ergebnissen eine Bedeutung, die nichts von ihrer Aktualität eingebüßt hat und einen sehr viel subtileren Umgang mit Ernährungsfragen erlaubt. Beispielsweise hat er erkannt, dass die Wirkungen von Eiweiß je nach Herkunft unterschiedlich sein können und dass die Art der Nahrung, die wir zu uns nehmen, nicht nur die körperliche Gesundheit, sondern auch das seelische Wohlbefinden beeinflusst. In dieser erweiterten Sichtweise erweisen sich Nahrungsmittel als etwas, das unsere ganzheitliche Entwicklung als Mensch fördern oder hindern kann.

Was die Struktur des vorliegenden Buchs betrifft, so bewegt es sich von einem mehr allgemein gehaltenen Überblick zum Besonderen. In den Anfangskapiteln beschreibt Steiner Ernährung und Substanzen in dem größeren Zusammenhang, der durch den Menschen als geistiges Wesen – und zwar vor einem kosmischen Hintergrund – gegeben ist. Von da ausgehend schildern die späteren Kapitel dann detaillierter Prozesse und Wirkungen bestimmter Arten von Nahrungsmitteln. Die den Texten zugrunde liegenden Vorträge sind vor ganz unterschiedlicher Zuhörerschaft gehalten worden. Bei einigen handelt es sich um öffentliche Vorträge für ein breites Publikum, bei anderen um solche, die sich vorwiegend an Anthroposophen richteten, die den Weg einer geistigen Schulung gingen. Dem entspricht auch der Wechsel von einem eher allgemeinen zu einem intimeren Ton.

In allem, was Rudolf Steiner über Ernährung sagt, tritt eines klar hervor: Es ist ihm nie um irgendwelche Vorschriften zu tun. An keiner Stelle lässt er sich dazu verleiten, seinen Zuhörern zu raten, was sie essen oder beim Essen meiden sollen, ob sie sich vegetarisch ernähren, rauchen oder Alkohol trinken sollen oder nicht. Immer wieder betont er, es sei nicht seine Aufgabe, den Leuten zu sagen, was sie zu essen oder wie sie sich zu benehmen hätten. Die Tätigkeit des Wissenschaftlers besteht darin zu erklären, wie sich etwas verhält und was es bewirkt – was die Menschen dann mit diesem Wissen anfangen, ist vollständig ihnen überlassen. Ein Grund für diese Zurückhaltung mag auch in der Tatsache liegen, dass die Wirkungen einer speziellen Ernährung durch individuelle Verschiedenheiten beeinflusst werden. Es kann unter Umständen für eine bestimmte Person besser sein, beispielsweise in einer bestimmten Phase des Lebens Fleisch zu essen. Generelle Vorschriften wären allein schon deswegen verfehlt, weil sie das Individuum nicht berücksichtigen.

Grundlegender ist allerdings der Gesichtspunkt, dass Steiner weder hier noch sonst wo in die Freiheit des Individuums eingreifen will. Jeder Mensch muss selber herausfinden, was die für ihn angemessene Ernährung zu einem bestimmten Zeitpunkt ist. Obwohl man, wie Steiner ebenfalls hervorhebt, in der heutigen Zeit mehr und mehr das Gespür dafür verloren hat, was einem beim Essen bekommt und was nicht, stellt dies für ihn noch keinen Grund dar, *feste Vorgaben* zu machen. Es liegt an jedem Einzelnen, in der jeweiligen Situation die richtige Vorgehensweise herauszufinden. Unsere Ernährung bestimmt nicht nur unser körperliches Wohlbefinden, sondern kann auch unsere innere geistige Entwicklung fördern oder hemmen. Steiner möchte uns die Werkzeuge an die Hand geben, durch die wir selber zur Erkenntnis gelangen können, wie wir unsere körperliche Gesundheit und geistige Entwicklung am besten zu fördern vermögen.

Christian von Arnim

Kapitel I:
Ernährung im Lichte der Geisteswissenschaft

Rudolf Steiner skizziert im Folgenden Ernährungsprozesse in groben Zügen und betrachtet sie im Zusammenhang mit der körperlichen und geistigen Organisation des Menschen. Er erörtert die unterschiedlichen Wirkungen von vegetarischer und Fleischkost auf die innere Konstitution des menschlichen Wesens und die Beziehung zwischen den Menschen und den Tieren und Pflanzen.

Es sind von diesem Orte aus Vorträge gehalten worden über die mannigfaltigsten Interessen und Dinge des geistigen Lebens. Und so mag es denn heute einmal gestattet sein, auf ein prosaischeres Thema vom Standpunkte der Geisteswissenschaft aus zu sprechen zu kommen. Ein prosaischeres Thema als mancherlei derjenigen, wie wir sie hier hörten, sind zweifellos die Ernährungsfragen. Doch wird sich uns zeigen, dass gerade in unserer Zeit auch in Bezug auf solche unmittelbare, ins Alltägliche eingreifende Fragen die Geisteswissenschaft etwas zu sagen hat.

Ein deutscher Philosoph ist es, dem der Ausspruch zugeschrieben wird: Der Mensch ist, was er isst. Und bedeutende Denker haben diesem Ausspruch Feuerbachs zugestimmt, dass, was der Mensch hervorbringt, im Grunde genommen nur Ergebnis der von ihm verarbeiteten Nahrungsmittel sei, dessen, was er in sich aufnimmt rein materiell, was er in sich verarbeitet durch seine Nahrung und Verdauung. Und es könnte sich sogar jemand einfallen lassen zu sagen, dass er glaubt, dass der Mensch das sei, was er isst, wenn so viel vom Essen die Rede ist. Und nun werden wir von diesem Gesichtspunkte aus so mancherlei zu sagen haben.

Wir müssen uns ganz genau darüber verständigen, in welchem Sinne der heutige Vortrag gemeint ist, aus welcher Gesinnung heraus er gesprochen ist. Und wir würden uns nicht verstehen, wenn wir uns nicht zuerst darüber verständigen. Der heutige Vortrag soll nicht nach irgendeiner Richtung hin agitatorisch wirken, er soll nichts Reformatorisches in sich haben. Der Geisteswissenschafter hat zu sagen, was wahr ist, wie sich die Dinge verhalten, wie sie sich darstellen. Und derjenige Gesichtspunkt, von dem aus der Geisteswissenschafter spricht, darf kein agitatorischer sein. Er hat das Vertrauen, dass der Mensch, der die Wahrheit erkannt hat, aus dieser Kraft heraus auch das Richtige tut. Und deshalb ist dieser Vortrag weder agitatorisch nach der einen, noch nach der anderen Richtung hin, und am meisten missverstanden würde ihn derjenige haben, der meint, hier sei für oder gegen eine Ernährungsmethode eingetreten worden. Es wird hier nur gesagt, wie die Dinge sind.

Je weniger Sie den Eindruck bekommen, dass es sich um ein Pro und Contra handelt, desto mehr werden wir uns verständigen. Nach dieser Voraussetzung können wir vom Standpunkte der Geisteswissenschaft einmal die Frage aufwerfen: Hat nicht doch der Ausspruch «Der Mensch ist, was er isst» eine gewisse Berechtigung? Wir müssen immer uns das vor Augen halten, dass der Leib des Menschen ein Werkzeug des Geistes ist, und bei allem, was wir vom Standpunkte der verschiedenen Verrichtungen, die der Leib zu vollziehen hat, besprechen, können wir das Gleichnis heranziehen, dass der Mensch den Leib als ein physisches Instrument braucht, und wie ein Instrument nichts taugt, wenn es nicht in der richtigen Weise eingerichtet ist, so taugt dieser Leib für unseren Organismus nicht, wenn er nicht richtig eingerichtet ist. Das Instrument taugt nichts, wenn es nicht ordentlich funktioniert. Der Mensch wird in seinen Absichten unfrei; und *so* stehen wir als Geisteswissenschafter zu unserem Organismus.

Wir müssen uns fragen: Können wir ihn nicht dadurch ungeeignet machen zur Ausführung der Intensionen, der Absichten und Impulse unseres Lebens, und werden wir nicht unfrei und abhängig von unserem Leibe durch eine ungeeignete Ernährung? Kann es eine Möglichkeit geben, diesen Leib so zu gestalten, dass er immer ein geeigneteres Werkzeug wird für die Impulse unseres geistigen Lebens, und werden wir nicht dann auf einem Umweg, dadurch, dass wir ihn in der richtigen Weise ernähren, dadurch gerade frei und unabhängig von unserem Leibe? Was müssen wir essen, damit wir nicht dasjenige sind, was wir essen?

So sehen wir dies von einem anderen Gesichtspunkte her. Sie wissen ja alle, und ich brauche die ganz allgemeine Tatsache ja nur anzuführen, dass, rein materialistisch betrachtet, der Mensch fortdauernd das, was sein Organismus aufbaut, wieder verbraucht und durch die Nahrung wieder ersetzen muss und der Mensch aufpassen muss, es wieder zu ersetzen. Was liegt näher als zu sagen: Also untersuche man diejenigen Stoffe, die dem menschlichen Organismus nötig sind, was den tierischen Organismus zusammensetzt an Stoffen, und dann habe man acht, dass sich der Organismus aus diesen Stoffen zusammensetze. Diese Anschauung bleibt aber immer außerordentlich materialistisch. Wir müssen uns fragen, welches eigentlich die Aufgabe der Nahrungsmittel der Menschen ist und in welchem Sinne sie eigentlich verwendet werden innerhalb des menschlichen Organismus?

Man kann sagen, der menschliche Organismus bestehe – und ich bemerke ausdrücklich, dass dasjenige, was ich sage von dem Menschen, für die Geisteswissenschaft nur für den *Menschen* gilt, sie kann nicht so nahe den Menschen an das Tier rücken –, man kann also sagen, dass dieser Organismus aufgebaut sei aus Eiweißstoffen, Fett, Kohlehydraten und mineralischen Stoffen. Man kann also fragen, wie ernährt sich der Mensch am besten, damit er sich die gehörige Menge aus diesen Nahrungsstoffgruppen zuführt?

Nun muss gleich aufmerksam gemacht werden, dass die Geisteswissenschaft feststehen muss auf dem Boden, der uns zeigt, wie jeder materielle Vorgang, alles das, was in der sinnlich-physischen Welt geschieht, nur ein äußerlicher Vorgang ist, und wie in der Tat denn auch die Ernährungsvorgänge nicht bloß physisch sein können, sondern als physische nur der Ausdruck sein können von den geistigen. Und dass der Mensch ein Ganzes ist und die Zusammensetzung des physischen Leibes so, wie wenn er sich nur zusammenfügte aus chemischen Stoffen.

Wir müssen uns wieder über die vielgliedrige menschliche Wesenheit klar werden. Für den Geistesforscher ist der Mensch nicht nur das physische Wesen, das man mit Augen sehen, mit Händen greifen kann, sondern dieser physische Leib ist nur ein Teil der menschlichen Wesenheit. Dieser physische Leib besteht allerdings aus denselben chemischen Stoffen, die in der Natur ausgebreitet sind. Aber die menschliche Natur hat höhere Glieder. Schon der nächste Teil der menschlichen Wesenheit ist übersinnlich, hat eine höhere Realität als der physische Leib. Er liegt dem physischen Leib zugrunde, er ist durch das ganze Leben hindurch ein Kämpfer gegen den Zerfall des physischen Leibes. In dem Augenblick, wo der Mensch durch die Pforte des Todes schreitet, ist der physische Leib nur seinen eigenen Gesetzen unterworfen und zerfällt. Im Leben kämpft der Lebensleib gegen den Zerfall. Er gibt den Stoffen und Kräften andere Richtungen, andere Zusammenhänge als sie haben würden, wenn sie nur sich selber folgten. Für das hellseherische Bewusstsein ist dieser Leib ebenso sichtbar wie der physische Leib für das Auge. Diesen Lebensleib oder Ätherleib hat der Mensch mit der Pflanze gemeinsam.

Wir wissen aus anderen Vorträgen, dass der Mensch noch ein drittes Glied seiner Wesenheit hat, den astralischen Leib. Wie ist er? Er ist der Träger von Lust und Leid, Begierden, Trieben und Leidenschaften, von alledem, was wir unser inneres Seelenleben nennen. Alles das hat seinen Sitz im astralischen Leib. Er ist geistig wahrnehmbar wie der physische Leib für das physische Bewusstsein. Diesen astralischen Leib hat der Mensch mit den Tieren gemeinsam.

Das vierte Glied ist der Träger des Ichs, des Selbstbewusstseins. Dadurch ist der Mensch die Krone der Schöpfung, dadurch ragt er hinaus über die Dinge der Erde, die ihn umgeben. So steht der Mensch vor uns mit drei unsichtbaren Gliedern und einem sichtbaren Glied. Diese wirken immer durcheinander und miteinander. Alle wirken auf jedes Einzelne und jedes Einzelne wirkt auf alle andern. So kommt es, dass der physische Leib – ich sage noch einmal in Parenthese, dass das alles nur für den Menschen gilt –, so wie er vor uns steht, ein Ausdruck ist in allen seinen Teilen auch von den unsichtbaren Gliedern der menschlichen Natur. Dieser physische Leib könnte in sich nicht die Glieder haben, die der Nahrung, der Fortpflanzung, die dem Leben überhaupt dienen, wenn er nicht den Ätherleib hätte. Alle Organe, die zur Ernährung und Fortpflanzung dienen, die Drüsen und so weiter, sind der äußere Ausdruck des Ätherleibes. Sie sind das, was der Ätherleib am physischen Leibe baut. Unter anderem ist im physischen Leibe das Nervensystem der Ausdruck des astralischen Leibes. Hier ist der astralische Leib der Akteur, der Aufbauer. Wir können uns vorstellen, gerade wie eine Uhr oder eine Maschine von einem Uhrmacher oder von einem Maschinenbauer aufgebaut sind, so sind es die Nerven von dem astralischen Leibe. Und die Eigenart der menschlichen Blutzirkulation, der Bluttätigkeit, sie ist der äußere physische Ausdruck des Ich-Trägers, des Trägers des Selbstbewusstseins. So ist auch der menschliche physische Leib in gewisser Weise viergliedrig. Er ist ein Ausdruck der physischen Glieder, also seiner selbst, und der drei höheren, unsichtbaren Glieder. Rein physisch sind die Sinnesorgane; die Drüsen sind der Ausdruck für den Ätherleib, das Nervensystem für den astralischen Leib und das Blut für das Ich.

NUN WISSEN SIE ALLE, dass der Mensch zunächst die Nahrungsmittel aus dem Pflanzen- und Tierreiche, auch aus dem Mineralreiche zu sich nimmt und seinen eigenen Leib mittels dieser aufbaut. Es sei ausdrücklich darauf aufmerksam gemacht für diejenigen, welche im engeren Sinne sich der Richtung zuwenden, die auf die Pflege des inneren Lebens geht: Ich spreche hier weder für Esoteriker noch für die Anthroposophen, welche sich selbst erziehen wollen, um zu der Stufe des geistigen Schauens zu kommen; dasjenige, was hier zu sagen ist, das gilt ganz im Allgemeinen für jeden Menschen. Der Mensch nimmt seine Nahrungsmittel aus dem Tierreich, Pflanzenreich, Mineralreich. Nun müssen wir uns klar sein, dass die Pflanze geradezu einen Gegensatz zum Menschen bildet; das Tier steht mitten darin. Den äußerlich-physischen Ausdruck findet dieser Gegensatz im Atmungsprozess. Wir wissen ja alle, dass dieser physische Ausdruck dadurch zustande kommt, dass der Mensch den Sauerstoff einatmet, in sich verarbeitet, mit dem Kohlenstoff verbindet und Kohlensäure ausstößt. Die Pflanze saugt den Kohlenstoff auf, um den Aufbau des Organismus zu besorgen. Auch die Pflanze atmet in gewisser Beziehung, aber der Atmungsprozess hat bei der Pflanze eine ganz andere Bedeutung.

So also können wir sagen: Pflanze und Mensch tun, in durchaus geistiger Beziehung genommen, das Entgegengesetzte – und zwar können wir uns dies anschaulich machen, wenn wir uns den Einfluss des Lichtes auf die Pflanze klarmachen. Sie wissen ja alle, welchen Einfluss die Entziehung des Lichtes auf den Lebensprozess der Pflanze hat. Was für uns Menschen als die Welt erscheint, dasjenige, was es möglich macht, dass wir durch unser Auge die Welt als ein großes Tableau von Glanz und Licht und Farbe sehen, ist das Licht. Das Licht ist zugleich dasjenige, welches den Lebensprozess der Pflanze in einer gewissen Beziehung entfacht. Dieses Licht, das bewirkt, dass wir in unserer Umgebung das lichtvolle Tableau haben. Das ist das physische Licht, aber wer da glaubt, dass es nur etwas Physisches sei, geht fehl. Wie hinter allem Physischen das Geistige steckt, so steckt hinter dem Lichte, das uns zuströmt, ein geistiges Licht.

Jedes Mal, wenn der Mensch sich freut an dem Glanze des physischen Lichtes, da kann er sich sagen: Geradeso wie, wenn ich einen Menschen mir entgegentreten sehe, sich mir ankündigt: in diesem Menschen lebt ein Geistiges – so kann ich mir vorstellen: In diesem Lichte lebt ein geistiges Licht. Und das geistige Licht, das im physischen Sonnenlichte lebt, ist von gleicher Art und Wesenheit mit dem unsichtbaren Lichte, das im menschlichen Astralleib lebt. Ein Stück von etwas, das den ganzen kosmischen Raum durchschwebt, lebt im astralischen Leib. Nur ist es physisch unsichtbar, und das zeigt uns schon, dass es in einer gewissen Beziehung das Gegenteil ist vom physischen Lichte. Es ist die Ergänzung vom physischen Licht.

In uns lebt das unsichtbare Licht, und dieses unsichtbare Licht, das hat in uns eine Aufgabe. Das unsichtbare Licht, können wir sagen, verhält sich zum physischen Lichte, wie der negative Magnetismus zum positiven, es verhält sich in entgegengesetzter Art. Und wir werden es in seinem äußeren Ausdruck erkennen, wenn wir uns klar werden, welches die Beziehungen zwischen dem physischen Leib, dem Ätherleib und dem astralischen Leib sind, der durchsetzt ist von dem Ich andererseits. Es wurde hier öfters gesagt: Der Ätherleib ist das ganze Leben hindurch ein Kämpfer gegen den Verfall des physischen Leibes. Im Menschen wie ja auch beim Tier kommt dazu der astralische Leib, das innere Licht. Das innere Licht hat nun die entgegengesetzte Aufgabe von dem äußeren Licht. Wenn das äußere Licht auf die Pflanze scheint, dann baut sie ihren lebendigen Organismus auf. Da baut sie auf Eiweißstoffe, Säfte, Kohlenhydrate usw. Das innere Licht hat die Aufgabe wieder abzubauen: Das ist ein Teil der Aufgabe des astralischen Leibes. Denn es ist ein fortwährendes Auflösen und Zerstören der Eiweißprodukte und der anderen, die wir aufnehmen, es ist sozusagen eine Verwendung der Produkte, die wir aufnehmen, dass entgegengewirkt wird dem, was das äußere Licht aufgebaut hat. Ohne diese Tätigkeit des inneren Auflösens würde der Mensch kein Ichwesen sein können, denn dadurch ist er ein Wesen, das innerliche Erlebnisse haben kann. Während der Ätherleib dafür sorgt, dass der physische Leib erhalten bleibt, sorgt der Astralleib, dass diese Produkte wieder abgebaut, wieder zersetzt werden.

Ohne diesen Zersetzungsvorgang im physischen Leib würde innerhalb der physischen Welt der menschliche Astralleib sich nicht ausleben können, der das Ich in sich eingebaut hat. Wir haben also einen wechselweisen Prozess zwischen Mensch und Pflanze. Ausatmen von Kohlensäure, Einsaugen von Kohlensäure, Ausatmen von Sauerstoff, Einatmen von Sauerstoff usw. Nun, dieser Gegensatz, wie er besteht zwischen der Pflanze und dem Menschen, ist allein zwischen Menschen und Pflanzen ein völliger Gegensatz.

Halten wir uns vor: Wie wird dieses Ich immer mehr der Mittelpunkt seiner leiblichen Vorgänge werden? Fragen wir uns jetzt einmal, was tut denn der Organismus, was tut der Astralleib bei seinem Abbau mit den Stoffen, die der Mensch in sich aufgenommen hat? Oder kommt es nicht bei der Ernährung auf etwas wesentlich anderes an? Indem der vom Ich durchdrungene Leib abbaut, verrichtet er eine Tätigkeit, und durch diese Tätigkeit wird innerlich etwas erzeugt; gerade durch das Zersetzen durch den Astralleib entsteht die innere Bewusstseinstätigkeit. Tätigkeiten werden hervorgerufen dadurch, dass abgebaut wird. Es wird erstens die innerliche Wärme hervorgerufen, zweitens dasjenige, was sich weniger bemerkbar macht als die innerliche Wärme, der physische Ausdruck des innerlichen Lichtes. Wie die innere Wärme, die das Blut durchzieht, ein Ergebnis der Zersetzung der Eiweißprodukte ist, ist das Nervensystem der Ausdruck des innerlichen Lichtes. Das Nervensystem ist in seiner inneren Tätigkeit ein Ergebnis des Abbaues.

Nicht also der Nerv als solcher, sondern die Nerventätigkeit, dasjenige, was in dem Nerv vorgeht, die Möglichkeit der Vorstellung, des Denkens im Menschen hervorruft, was wir nennen können den physischen Ausdruck des unsichtbaren Lichtes, das wird hervorgerufen durch einen Zersetzungsprozess, dadurch dass die Produkte zersetzt werden. Es wird im Wesentlichen die innere Wärme durch die Zersetzung der Eiweißprodukte mitbedingt. Es wird das innere Licht bewirkt durch das, was im inneren Organismus vorgeht, durch das Fett, durch die Kohlenhydrate, Stärke, Traubenzucker usw. im Wärmeerzeugungsprozess, im Bewegungsprozess, der im inneren Organismus entfacht wird, so dass darin der Ausdruck liegt der vom astralischen Leibe ausgehenden Tätigkeit. Nicht dann ernährt sich der Mensch richtig, wenn er die gehörige Menge Nahrungsmittel aufnimmt, sondern wenn in möglichst richtiger Art diese Prozesse ausgeführt werden. Denn darauf beruht das innerliche Leben. Der Mensch ist ein in Bewegung und Lebendigkeit begriffenes Wesen, und darin liegt das innere Leben. Wird das nicht in der richtigen Weise erzeugt, so kann es nicht in der richtigen Weise zurückwirken und der Mensch wird krank.

Die richtige Art der inneren Beweglichkeit ist es, die uns die Grundlage abgeben muss für die richtige Antwort auf die Ernährungsfrage. Nun werden wir dadurch aufmerksam gemacht darauf, dass alles dasjenige, was der Mensch zu vollführen hat an inneren Prozessen, in entgegengesetzter Richtung den Pflanzenprozess fortsetzen muss. Wo die Pflanze aufhört, muss der Mensch anfangen. Wenn ich auf einen Spezialfall zu sprechen komme, dann werden Sie gleich sehen, um was es sich handelt. Wenn der Mensch Pflanzenkost in sich aufnimmt, so mutet diese Pflanzenkost dem menschlichen Organismus zuviel zu. Die Pflanzenkost ist so geartet, dass sie nicht fettreich sein kann. Es wird dem menschlichen Organismus, der die Fähigkeit hat, seine Fette selber zu erzeugen, zugemutet, von dem, was nicht fett ist, Fett zu erzeugen. Also wenn der Mensch Pflanzenkost genießt, so muss er selber die Tätigkeit innerlich entfalten, er muss sich innerlich anstrengen, das, was er zur Bereitung der Fette braucht, aufzuwenden; das aber wird ihm abgenommen, wenn er fertiges Fett aus dem Tierreiche genießt. Also ist es gut für den Menschen, wenn er möglichst viel Fett abladen kann, dass er sich nicht zuviel anstrengen muss!, sagen die Materialisten. Vom geistigen Standpunkt aus gesprochen, müssen jedoch wir gerade in der Entfaltung der inneren Tätigkeit die eigentliche Entfaltung des innerlichen Lebens ansehen. Wenn er genötigt ist, die Kräfte aufzurufen, die es ihm möglich machen, selber Fett zu bereiten, dann liegt es in der innerlichen Beweglichkeit, dass Ich und Astralleib Herr werden in dem physischen und Ätherleib. Wenn wir ihm fertiges Fett geben, ist die Folge davon, dass wir ihm allerdings ersparen, selber Fett zu erzeugen. Geben wir ihm aber Gelegenheit, seine Tätigkeit zu entfalten, werden wir ihn frei und zum Herrn seines Leibes machen. Andernfalls bleibt der Mensch als geistiges Wesen Zuschauer dabei. Alles dasjenige, was sich so im Menschen abspielt, wobei er nur Zuschauer bleibt, das ist ein Schwergewicht im Menschen, das bewirkt, dass er gehemmt ist in dem Drange, seinen astralischen Leib auszuleben. So wird der astralische Leib in seiner innerlichen Beweglichkeit an eine innere Wand stoßen, wenn Sie ihm die Möglichkeit entziehen, sich selbst sein Fett zu erzeugen.

Welche innere Tätigkeiten werden entfacht durch diese oder jene Stoffe, das ist die Frage. Wir wollen von diesem Gesichtspunkte aus versuchen, die Beziehungen der pflanzlichen und tierischen Stoffe für die Ernährung des Menschen zu beleuchten. Wir wollen einen Aufschluss darüber gewinnen, wie sich tierische Nahrung und wie sich pflanzliche Nahrung im menschlichen Organismus verhält.

Das, was wir als tierisches Eiweiß genießen, ist nicht dasselbe, was wir auch als pflanzliches Eiweiß genießen. Das Tier führt bis zu einer gewissen Grenze, weil der tierische Organismus ja vom astralischen Leib durchdrungen ist wie der menschliche Organismus, ganz ähnliche Prozesse aus wie der menschliche Organismus. Der menschliche Organismus führt sie nur um ein Stück weiter aus, über eine gewisse Grenze hinaus und noch etwas weiter als der tierische Organismus. Der astralische Leib ist es auch, der beim Tier aus seinem Aufbau wiederum den Abbau bewirkt.

Wenn wir nun die Tiere um uns betrachten und in geistiger Beziehung auf ihre Art und Weise eingehen, so sehen wir, wenn wir den Menschen mit dem Tiere vergleichen, in ihm zahlreich ausgebreitet das, was im Menschen als Eigenschaft vorhanden ist. Wenn Sie noch so große Verschiedenheiten in der menschlichen Organisation bei den verschiedensten Rassen finden, so werden Sie sich dennoch sagen, dass der Mensch ein Wesen ist, das sich nur in *einer* Gattung darlebt. Der Mensch erscheint wie eine geistige Zusammenfassung dessen, was er in den tierischen Formen ausgebreitet sieht. Wenn Sie die Eigenschaften der Tiere sich gegenseitig ergänzen lassen, dann bekommen Sie einen Extrakt dessen, was in entsprechender Moderation beim Menschen vorhanden ist. Jedes einzelne Tier hat in sich einseitig etwas von den Kräften, die im Menschen harmonisiert sind, und darnach ist sein ganzer Organismus aufgebaut; alles, bis in das innerste Gefüge seiner Stoffe, ist so durchorganisiert, dass wir im Tierreich ein ausgebreitetes Tableau der menschlichen Eigenschaften haben.

Wenn der Mensch den physischen Ausdruck zu suchen hat für Eigenschaften seines Astralleibes, dann ist er darauf angewiesen, seinen astralischen Leib so anzustrengen, dass er alle seine Kräfte zusammennehmen muss. Er muss Herr werden über die Vorgänge in sich selber. Er muss seinen astralischen Leib so in Tätigkeit setzen, dass der Pflanzenprozess in sich fortgesetzt wird. Mit dem, was wir aus dem Tierreich in uns aufnehmen, wird nicht nur das physische Fett und Fleisch des Tieres, sondern auch das, was der astralische Leib da drinnen geleistet hat, mit aufgenommen. Wenn wir bei der Pflanzenkost die jungfräulichen Kräfte des Astralleibes aufrufen müssen, rufen wir unsere volle innere Tätigkeit auf; es wird uns jedoch ein Teil dieser Tätigkeit abgenommen, wenn wir tierische Nahrung aufnehmen.

Und jetzt können wir die Beziehungen der beiden Ernährungsweisen uns ganz im geistigen Sinne vorführen lassen.

Wenn der Mensch immer mehr Herr werden will über das, was in seinem Leibe vorgeht, so kommt es bei dem Prozesse darauf an, dass der Mensch in der äußeren Welt in entsprechender Stärke wirkt, dass er äußerlich gewisse Eigenschaften entfaltet, dass er Kraft, Mut, sagen wir selbst das Element des Aggressiven entfaltet. Da kommt es aber vor, dass der Mensch sich noch nicht stark genug fühlt, nicht alles seinem astralischen Leib zutrauen kann, darum nimmt er die Unterstützung durch die tierische Nahrung an.

Und so darf man sagen, dass der Mensch dasjenige, was ihn innerlich freier und freier macht, den Stoffen verdankt, die ihm die Pflanze gibt. Und was ihm die Eigenschaften gibt, durch die er ein Wesen wird, das äußerlich in der physischen Welt gewisse Eigenschaften entfaltet, bei denen man keinen Wert darauf legt, dass sie alle aus dem jungfräulichen astralischen Leib herausgebildet werden, das verdankt er der Unterstützung durch die tierische Nahrung. Dies, dass der Mensch ein immer freieres und freieres Wesen werden soll und dass er Eigenschaften braucht, die er mit jenen Impulsen ausstattet, welche er da und dort im Tierreiche verbreitet findet, hat ihn dazu veranlasst, seine Nahrung auch dem Tierreiche zu entnehmen. Fragen Sie einmal an, wie es bei kriegerischen Völkern war, die bestrebt waren, jene Eigenschaften zu entfalten, die das Sich-Ausleben aus dem Physischen ermöglichten, und Sie werden in der Regel eine Ernährung aus dem tierischen Reiche finden. Selbstverständlich sind Ausnahmen vorhanden. Dagegen werden Sie finden, dass bei denjenigen Völkern, die vorzugsweise die Verinnerlichung der Charaktere entfaltet haben, eine Art beschauliches Dasein entfaltet haben, die Pflanzenkost entweder vorwiegend oder ausschließlich üblich war.

Diese zwei Seiten dürfen auch nicht unberücksichtigt gelassen werden. Nur wenn man nicht aus der Erkenntnis heraus, sondern als Agitator für etwas Propaganda machen will, dann kann man als Allheilmittel diese oder jene Nahrung annehmen. Nicht umsonst hat man zur gemischten Nahrung gegriffen, sondern weil man in einer gewissen Weise zu diesem Resultate kommen musste. Wir müssen uns immerhin sagen: Wenn auch für manche Menschen aus rein gesundheitlichen Gründen eine vegetarische Nahrungsweise die richtige ist, so würde es für einen anderen Menschen heißen, seine Gesundheit untergraben, wenn man ihm eine vegetarische Kost zumuten würde. Ich rede im Hinblick auf die allgemeine Menschennatur; sie muss aber durchaus individuell behandelt werden, wenn sie in der richtigen Weise den Weg finden soll in Bezug auf die Pflanzen- und tierische Nahrung.

In unserer Zeit, wo die Fleischnahrung übertrieben wird, wirkt dies natürlich auch entsprechend. Wenn der Mensch sich einen zu großen Teil seiner innerlichen Tätigkeiten abnehmen lässt, dann werden sich in ihm diejenigen Tätigkeiten entfalten, die sonst äußerliche Tätigkeiten sind. Die Seele wird sich veräußerlichen, er wird zugänglicher sein für die äußerliche Welt, er wird verknüpft werden mit der Außenwelt.

Wenn der Mensch aber seine Nahrung aus dem Pflanzenreiche entnimmt, wird er verinnerlicht und unabhängig gemacht, er wird Herr über sein ganzes Wesen. Je mehr er sozusagen der Pflanzennahrung zuneigt, je mehr er in der Lage ist, die Pflanzennahrung überwiegen zu lassen, desto mehr wird er imstande sein, seine innerlichen Kräfte überwiegen zu lassen, den Sinn für weite Gesichtskreise zu entwickeln. Er verbindet sich nicht mit eng umrissenen Daseinskreisen. Der Mensch, der vorwiegend tierische Nahrung aufnimmt, verbindet sich mit eng umrissenen Daseinskreisen, der richtet sich starr auf eine Einseitigkeit.

Natürlich ist es die heutige Aufgabe der Menschen, für beides zu sorgen, damit er nicht unpraktisch werde. Man kann auch so vorurteilslos sein, dass man über nichts ein Urteil gewinnt. Aber es ist schon so: Alles dasjenige, was den Menschen einschränkt, was ihn dazu organisiert, in eine Spezialität hineinzukommen, das hat er von der tierischen Nahrung. Was ihn aber erheben kann aus seinem engsten Daseinskreise, das verdankt er der pflanzlichen Nahrung. Dass die Menschen immer dogmatischer werden, gerade nur das überschauen können, in das sie hineingewachsen sind seit ihrer Geburt, hängt stark zusammen mit dem Übertreiben der tierischen Nahrung. Dagegen würden die Menschen sehen, wenn sie mehr Rücksicht nehmen würden auf das, was aus dem Pflanzenreiche kommt, dass sie sich leichter herausheben aus dem engen Kreise. Der Mensch, der sich die Arbeit der Fettbildung abnehmen lassen will, der wird es schon bemerken können, dass diese abgenommene Arbeit eine Art von Wand aufrichtet für seinen astralischen Leib. Und wenn man auch kein Hellseher ist und nur diese Dinge in der richtigen Weise beurteilen kann, so sieht man es dem menschlichen Auge an, ob einer sich sein Fett selbst zubereitet oder nicht. In diesem Blick des Auges kann man es verfolgen, wenn der astralische Leib genötigt ist, seine eigene Fettbildung hervorzurufen.

So also sehen wir, wie zwei entgegengesetzte Charakterzustände geschaffen werden dadurch, dass der Mensch entweder dem einen oder anderen Reiche seine Nahrung entnimmt. Wir sehen, dass wir in der Tat in unserem Organismus in die Welt hineinwachsen und wieder herauswachsen müssen, indem wir uns auf die richtige Weise ernähren. Es wird eine Zeit kommen, wo die Menschen viel mehr die Pflanzennahrung schätzen werden, als es jetzt der Fall ist. Dann werden sie wirklich sagen können. Ich muss erst untersuchen – vielleicht könnte von einem gewissen Gesichtspunkte aus auch das andere richtig sein, von dem ich heute glaube, dass es ein Blödsinn ist. Und dann wird der Mensch einsehen, dass er seinen ganzen physischen und geistigen Horizont erweitert dadurch, dass er durch eine pflanzliche Ernährung dem Schweren in sich entgegenarbeitet. Und namentlich in gewissen Wissenschaften würden die Gesichtspunkte vergrößert werden, wenn die Pflanzenernährung durchgreifen würde.

Noch einige Beispiele seien hier angeführt, die uns zeigen werden, dass der Mensch das ist, was er isst und trinkt.

Betrachten wir einmal den Alkohol! Der Alkohol ist ja etwas, was allerdings aus dem Pflanzenreich erzeugt wird. Es würde zu lange dauern, wenn ich ausführen sollte, welche Gründe der Geisteswissenschaft es sind, die zeigen, dass der Alkohol äußerlich aus der Pflanze physisch schon dasjenige macht, was sich im Menschen gerade dadurch physisch vollziehen muss, dass das Ich im Menschen seinen Mittelpunkt hat. Und es ist eine innerlich durch die Geisteswissenschaft erkennbare Tatsache, dass, wenn der Mensch den Alkohol genießt, der Alkohol gerade diejenige Tätigkeit abnimmt, die sonst ganz aus seinem Ich herausdringt. Wer viel Alkohol zu sich nimmt, braucht weniger zu essen, und es brauchen dem Körper weniger Nahrungsmittel zugeführt zu werden, die sonst den Verbrennungsprozess herbeiführen würden. Der Alkohol ruft diejenigen Kräfte wach, die sonst die innere Eindringung des Ich hervorrufen muss. So also objektivieren Sie sich die Tätigkeit des Ich, indem Sie in den Körper den Alkohol einführen, daher ist der Alkohol dasjenige Produkt, welches die Tätigkeit des Ich nachahmt, imitiert, und Sie werden es nun begreifen können, warum die Menschen zum Alkohol greifen. Aber in demselben Maße, in dem man sich einen solchen inneren Selbstvertreter schafft, macht man sich abhängig, macht man sich zum Sklaven. Der Mensch würde, wenn er sonst dazu geeignet ist, die beste Kraft seines Ich in Tätigkeit bringen, wenn er sich überhaupt des Alkohols enthielte. So aber wird hinter dieser Wand dasjenige getan, was eigentlich das Ich selber tun sollte und tun würde, wenn diese Wand nicht erst geschaffen würde.

Manche Nahrungsmittel haben eben ihre ganz spezielle Wirkung auf den Organismus. Z.B. Kaffee. Kaffee ist etwas, was eine bedeutsame Wirkung hat. Die Wirkung des Kaffees äußert sich dadurch, dass sie sich auf den astralischen Leib erstreckt. Durch das Koffein wird bewirkt, dass durch die Nachwirkungen des Kaffees unser Nervensystem gewisse Tätigkeiten wie von selbst ausführt, zu denen wir uns sonst durch innere Kraft aufschwingen müssten. Nun darf niemand sagen, es sei unter allen Umständen gut, wenn der Mensch alles aus seinem Astralleib heraus tun will. Der Mensch ist ein Wesen, das nicht von sich allein abhängt, sondern er ist hineingestellt in das Leben.

Kaffee ist wiederum solch ein Produkt aus dem Pflanzenreich, das äußerlich den eigentlichen Pflanzenprozess selbst schon um eine Stufe höher gebracht hat, und die Folge davon ist, dass der Kaffee eine gewisse Tätigkeit des Menschen abnehmen kann. Und da zeigt sich dem geschulten Blick, dass alles dasjenige, was in der Nerventätigkeit von Folgerichtigkeit und logischem Zusammenhang ist, eine Unterstützung erfährt durch den Kaffee, so dass der Mensch die logischen Zusammenhänge, das Haftenbleiben an demselben Gedanken, sich abnehmen lassen kann vom Kaffee – natürlich mit einer Schwächung der eigentlichen inneren Kraft des Menschen. (Z.B. bei einem Kaffeeklatsch, da bleiben die Gedanken solange an einem Gegenstand hängen, bis er ganz durchgehechelt ist. Und das ist nicht bloß ein Witz, sondern liegt in der Wirkung des Kaffees.)

In ganz anderer Weise wirkt der Tee, er wirkt entgegengesetzt; namentlich bei etwas stärkerem Genuss werden die Gedanken auseinandergetrieben und hell gemacht. Das Starkwirkende des Tees ist, sagen wir, witzige Gedanken, blendende Gedanken aufglänzen zu lassen, die aber in ihrer Einzelheit eine gewisse leichte Kraft haben.

Daher wird derjenige sich durch Kaffeegenuss aufhelfen, der es nötig hat, einen Gedanken fein an den anderen zu reihen, wie z. B. Literaten, die den ganzen Tag im Kaffeehaus verbringen. Das ist die gute Seite der Sache. Beim Tee ist es das Entgegengesetzte; beim Kaffeeklatsch wirkt der Kaffee eben im schlechten Sinne logisch ein; beim Tee werden die Gedanken mehr auseinandergerissen. Der Tee ist daher nicht mit Unrecht ein beliebtes Diplomatengetränk.

Interessant dürfte es für manche sein, als letztes Beispiel auch noch eines anzuführen, welches ja eine große Rolle im Leben spielt: den Milchgenuss. Die Milch ist ganz anders geartet als das Fleisch oder andere tierische Produkte. Die Milch ist etwas, was den animalischen Prozess, den Prozess, welcher durch den astralischen Leib zum Ausdruck gebracht wird, nur am schwächsten ausdrückt. Die Milch ist nur halb ein tierisches Produkt, hat die astralische Kraft in der menschlichen und tierischen Natur nicht Anteil nehmen lassen, und so ist die Milch eines der vorzüglichsten Genussmittel. Sie ist geeignet für diejenigen Menschen, die auf den Fleischgenuss vollständig verzichten wollen, die aber nicht die Kraft haben, alles aus dem inneren astralischen Leib zu vollziehen. Sie können ja schon aus einer rein äußeren Tatsache ersehen, dass die Milch alles enthält, was der Mensch für seine Organisation braucht: Sie ist, obwohl dies nur in eingeschränktem Maße gilt, dasjenige, was von den individuellen Eigenschaften des Menschen am allerunabhängigsten ist. Ja, es kann sich nicht nur der schwache Organismus unterstützen lassen durch den Milchgenuss, sondern auch der starke.

Wenn der Mensch eine Zeitlang sich entschließt, von Milch zu leben und Milch genießt, dann wird nicht nur die gewöhnliche Kraft in ihm wachgerufen, es geht über die gewöhnliche Kraft hinaus, es wachsen ihm Kräfte zu, so dass der Mensch einen Zufluss an Kraft erhält. Dann wird ein Überschuss an Kraft entwickelt, und dann bilden sich jene Kräfte, die sich tatsächlich als heilende entwickeln können. Denn Kraft, die man haben will, muss man erst erwerben; und da haben Sie den Ausweg, wie gewisse Kräfte im Menschen entwickelt werden können. Und in der Tat, diejenigen, die aus dem Ernst des Lebens heraus gewisse psychische Heilkräfte entwickeln wollen, die können sich trainieren, solche Kräfte zu erringen. Natürlich ist auch da durchaus das festzuhalten: Eines schickt sich nicht für alle. Es ist dies eine individuelle Sache, der eine kann es, der andre nicht.

Der Mensch hat die Möglichkeit, sich in weiser Art seinen Organismus aufzubauen, kann dazu beitragen, die freien, selbständigen, inneren Kräfte zu entfalten, und so kommen wir denn durch die Geisteswissenschaft auf den eingangs erwähnten, von Feuerbach aufgestellten Spruch zurück: «Der Mensch ist, was er isst!»

Der Mensch kann sich so ernähren, dass er seine unsichtbare, innere Selbständigkeit untergräbt und dadurch zum Ausdruck dessen wird, was er isst. Aber er soll so essen – und die Geisteswissenschaft kann ihm eine Anleitung dazu sein –, dass er immer weniger und weniger der Sklave seiner Nahrungsweise ist, weil wir durch eine unrichtige Ernährungsweise leicht werden können das, was wir essen.

Aber der Mensch kann dadurch, dass er sich mit der Erkenntnis des geistigen Lebens durchdringt, darnach trachten, dass er frei und unabhängig sei, so dass ihn dasjenige, was er isst, nicht hindert, dasjenige zu sein und zu werden, was ein Mensch werden kann.

Kapitel II: Das Durchdringen der Materie mit Geist

Dieser Vortrag befasst sich mit einigen grundlegenden Aspekten der Ernährung und pendelt dabei, weit ausholend, zwischen den irdischen und kosmischen Einflüssen hin und her, die durch die aufgenommene Nahrung auf uns ausgeübt werden. In einem Perspektivenwechsel wird dann aber nicht nur geschildert, wie vegetarische Kost die geistige Natur von Mensch und Tier beeinflusst, sondern auch, wie die Pflanze, wenn sie gegessen wird, eine Metamorphose durchmacht.

Aus den bisherigen Darstellungen werden Sie haben entnehmen können, dass die Beziehungen der Weltumgebung des Menschen zu diesem Menschen selbst denn doch andere sind, als man sich nach den heutigen Begriffen oftmals ausmalt. Man denkt ja so leicht: Dasjenige, was in der menschlichen Umgebung lebt, was dem mineralischen, dem pflanzlichen, dem tierischen Reiche angehört und dann von dem Menschen aufgenommen wird, das setze gewissermaßen seine Vorgänge, seine äußerlich stofflichen Vorgänge, die der Physiker, der Chemiker und so weiter untersuchen, im Menschen selber fort. Davon kann aber gar nicht die Rede sein, sondern man muss sich klar sein, dass innerhalb der menschlichen Hautvorgänge alles anders ist als außerhalb derselben, dass innerhalb dieser Hautvorgänge eine ganz andere Welt vorliegt als außerhalb. Solange man sich dessen nicht gewahr ist, wird man immer wieder und wiederum darüber nachdenken, wie das oder jenes, das man in der Retorte oder sonst irgendwie untersucht, sich im menschlichen Organismus fortsetzt, und man wird den menschlichen Organismus selber nur wie eine kompliziertere Anordnung von Retortenvorgängen ansehen.

Allein erinnern Sie sich nur an das, was ich in der gestrigen Betrachtung schon sagte: Alles Mineralische muss im Menschen umgesetzt werden bis zum Wärmeäther hin. Das heißt, alles, was in den menschlichen Organismus eindringt an Mineralischem, muss so weit metamorphosiert, umgewandelt werden, dass es wenigstens durch eine gewisse Zeit hindurch reine Wärme ist, und zwar eins mit der Wärme, die der Mensch als seine eigene Wärme über die Wärme seiner Umgebung hinaus entwickelt. Ob wir ein Salz, ob wir irgend etwas anderes Mineralisches in unserem Organismus aufnehmen, es muss die wärmeätherische Form irgendwie annehmen, und zwar annehmen, bevor es verwendet wird im menschlichen Organismus selber zu seinem Aufbau, zu seiner Gestaltung.

Wenn wir also irgendein Mineral außerhalb des menschlichen Organismus haben und uns vorstellen, dieses Mineral wandere da einfach hinein und bilde irgendeine Partie seiner Knochen, seiner Zähne und so weiter, so ist das der reine Unsinn; sondern was da in der menschlichen Gestaltung wiedererscheint, muss zunächst in die völlig flüchtig wärmeätherische Form übergegangen sein und dann zurückverwandelt werden in dasjenige, als das es dann in lebendiger Gestaltung im menschlichen Organismus auftritt.

Aber damit ist noch etwas ganz anderes verbunden; damit ist verbunden, dass zum Beispiel etwas, was feste Form hat, was sich schon im Munde in Wässeriges verwandelt, dann weiter verwandelt wird bis zum Wärmeäther hin, dass das allmählich im Menschen, indem es zunächst in die wässrige Form übergeht, an Schwere verliert, dass es erdenfremder wird; und bis es hinaufkommt in die wärmeätherische Form, ist es völlig bereit, das Geistige, das von oben kommt, das aus den Weltenweiten kommt, in sich aufzunehmen.

Also wenn Sie sich vorstellen wollen, wie ein Mineralisches im Menschen verwendet wird, so müssen Sie sich Folgendes sagen: Da ist das Mineralische; dieses Mineralische geht in den Menschen ein. Im Menschen wird es durch das Flüssige und so weiter bis zum Wärmeäther verwandelt; da ist es Wärmeäther. Dieser Wärmeäther hat die größte Neigung, dasjenige, was aus den Weltenweiten an Kräften hereinstrahlt und hereinströmt, in sich aufzunehmen. Er nimmt also die Kräfte des Weltenalls auf. Diese Kräfte des Weltenalls bilden sich nun als die Geistkräfte, die hier die wärmeätherisierte Erdenmaterie durchgeistigen. Und von da aus dringt dann mit Hilfe der wärmeätherisierten Erdensubstanz dasjenige erst in den Körper, was der Körper nun braucht zu seiner Gestaltung.

Also denken Sie sich, wenn wir im alten Sinne Wärme als Feuer bezeichnen, so können wir sagen: Was mineralisch vom Menschen aufgenommen wird, das wird im Menschen hinaufgetragen bis zur feurigen Natur. Die feurige Natur ist geneigt, die Einflüsse der höheren Hierarchien in sich aufzunehmen, und dieses Feuer erst strömt dann wiederum in alle menschlichen Innenregionen aus und bildet, indem es sich neuerdings verhärtet, dasjenige, was im Menschen die substantielle Grundlage der einzelnen Organe ist. Nichts, was der Mensch in sich aufnimmt, bleibt so, wie es ist; nichts bleibt irdisch. Alles verwandelt sich, namentlich aus dem mineralischen Reiche, so weit, dass es das Geistig-Kosmische in sich aufnehmen kann und mit Hilfe des Geistig-Kosmischen es erst wiederum zurückverhärtet zum Irdischen.

Nehmen Sie also aus einem Knochen irgendein Stück phosphorsauren Kalk, so ist dieser nicht etwa der phosphorsaure Kalk, den Sie draußen in der Natur finden oder den Sie im Laboratorium meinetwillen herstellen, sondern es ist der phosphorsaure Kalk, welcher entstanden ist aus dem, was äußerlich aufgenommen worden ist mit Hilfe der Kräfte, die dann, während das äußerlich Aufgenommene in den wärmeätherischen Zustand übergegangen war, eingedrungen sind und erst in die Menschenbildung eingegriffen haben.

Sehen Sie, daher braucht der Mensch im Laufe seines Lebens die verschiedensten Substanzen, um, je nachdem er nach seinem Lebensalter organisiert ist, das Leblose umwandeln zu können in Wärmeätherisches. Das Kind könnte überhaupt noch nicht Lebloses in Wärmeätherisches umwandeln; es hat noch nicht Kraft genug in seinem Organismus. Es muss die noch der menschlichen Organisation selbst so nahe stehende Milch aufnehmen, um diese nun bis zum Wärmeätherischen zu bringen und seine Kräfte dazu verwenden zu können, das wirklich ausgebreitete Plastizieren, das notwendig ist während des kindlichen Alters in Bezug auf die Körpergestaltung, ausführen zu können. Man sieht erst hinein in die menschliche Natur, wenn man weiß, dass alles, was von außen aufgenommen wird, gründlich umgearbeitet werden muss. Nehmen Sie daher einen äußeren Stoff und wollen Sie ihn auf seinen Wert für das Menschenleben prüfen, so können Sie das zunächst mit der gewöhnlichen Chemie gar nicht tun, weil Sie wissen müssen, wie viel Kraft der menschliche Organismus aufwenden muss, um einen äußerlich mineralischen Stoff bis zu der Flüchtigkeit des Wärmeäthers zu bringen. Kann er das nicht, dann lagert sich dieser äußere mineralische Stoff in ihm ab, wird schwerer Erdenstoff, bevor er in Wärme übergegangen ist, und durchsetzt, als dem menschlichen Organismus fremd gebliebener unorganischer Stoff, die menschlichen Gewebe.

Ein solches kann zum Beispiel eintreten, wenn der Mensch nicht imstande ist, dasjenige, was mineralisiert – es ist ja ursprünglich organisch –, aber mineralisiert als Zucker in ihm auftritt, bis zu der Flüchtigkeit des Wärmeätherischen zu bringen. Dann setzt es sich vor jenem Zustande ab im Organismus, zu dem es kommen muss, wenn der ganze Organismus beteiligt sein soll an alldem, was da in ihm ist, und es entsteht die so schlimme Zuckerruhr, Diabetes mellitus. Man muss also bei jedem Stoff ins Auge fassen, inwiefern der menschliche Organismus imstande sein kann, das Unlebendige, das entweder der Stoff schon bildet, wenn wir zum Beispiel Kochsalz essen, oder das es wird, wie beim Zucker, bis zur Wärmematerie hinzubringen, wo dann der Organismus, der auf der Erde eingewurzelt ist, seinen Anschluss findet an den geistigen Kosmos.

Jede solche Ablagerung im Menschen, die dann unverarbeitet bleibt wie diejenige, die bei Diabetes eintritt, bedeutet, dass der Mensch in sich nicht für die in ihm vorhandenen Stoffe den Anschluss an das Geistige des Kosmos findet. Das ist nur, ich möchte sagen, eine Einzelanwendung des allgemeinen Satzes, dass dasjenige, was äußerlich an den Menschen herantritt, im Inneren vom Menschen ganz durchgearbeitet werden muss. Man muss, wenn man für die Gesundheit eines Menschen sorgen will, vor allem dafür sorgen, dass nichts in den Menschen hineinkommt, was so bleibt, wie es ist, was nicht bis in das geringste Atom hinein vom menschlichen Organismus umgearbeitet werden kann. Das bezieht sich nicht nur auf Stoffe, das bezieht sich zum Beispiel auch auf Kräfte.

Die äußere Wärme, die Wärme, die wir fühlen, wenn wir die Dinge angreifen, die äußere Wärme, die die Luft hat, sie muss, wenn sie vom menschlichen Organismus aufgenommen wird, umgewandelt werden so, dass tatsächlich die Wärme selbst im Menschen, wenn ich mich so ausdrücken darf, auf einem anderen Niveau liegt als außerhalb. Wenn ich das Wärmeniveau, das die äußere Wärme hat, mit diesem bezeichne (es wird gezeichnet), so muss sie, wenn sie von uns aufgenommen wird, innerlich etwas umgewandelt werden, so dass überall in das, worinnen wir nicht sind, in der äußeren Wärme, der Organismus eingreift. Auch in jedes kleinste Wärmequantum muss der Organismus eingreifen.

Nun denken Sie sich, ich gehe durch die Kälte, und weil die Kälte zu groß ist oder weil die Kälte in bewegter Luft oder im Luftzug flackert, bin ich nicht imstande, so schnell, wie es notwendig wäre, die Weltenwärme in meine eigene Wärme zu verwandeln. Dabei komme ich in die Gefahr, von der Weltenwärme erwärmt zu werden wie ein Stück Holz oder gar wie ein Stein, die von außen erwärmt werden. Das darf nicht sein. Ich darf nicht der Gefahr ausgesetzt werden, die äußere Wärme bloß wie einen Gegenstand in mich überfließen zu lassen. Ich muss in jedem Augenblicke in der Lage sein, von den Stellen meiner Haut an sofort die Wärme zu ergreifen und zu meiner eigenen zu machen. Bin ich das nicht imstande, so tritt die Erkältung ein.

Das ist der innere Vorgang der Erkältung. Die Erkältung ist eine Vergiftung durch äußere Wärme, die nicht vom Organismus in Besitz genommen worden ist.

Sie sehen, alles das, was draußen in der Welt ist, ist Gift für den Menschen, richtiges Gift, und wird erst dadurch etwas für den Menschen Brauchbares, dass der Mensch Besitz von ihm ergreift durch seine eigenen Kräfte. Denn nur vom Menschen gehen die Kräfte dann in menschlicher Weise hinauf zu den höheren Hierarchien, während sie draußen bei den elementarischen Naturwesen, bei den Elementargeistern bleiben. Beim Menschen muss diese wunderbare Umwandlung geschehen, dass die Elementargeister in der menschlichen Organisation ihre Arbeit den höheren Hierarchien übergeben können. Das kann für das Mineralische nur der Fall sein, wenn das Mineralische ganz und gar in Wärmeätherisches umgewandelt wird.

Sehen wir uns die Pflanzenwelt an. Diese Pflanzenwelt hat in der Tat etwas für den Menschen in mannigfaltiger Weise Bezauberndes, wenn er beginnt, mit dem Auge des Geistes die Pflanzendecke der Erde zu betrachten. Wir gehen hinaus auf die Wiese oder irgendwohin in den Wald. Wir graben uns meinetwillen eine Pflanze mit der Wurzel aus. Schauen wir das, was wir da ausgegraben haben, mit dem Auge des Geistes an, so haben wir eigentlich eine wunderbare zauberische Zusammenstellung. Die Wurzel erweist sich als etwas, von dem man eigentlich sagen kann: Es ist ganz und gar aufgegangen in dem Irdischen. Ach, eine Pflanzenwurzel, je brutaler sie sich vor uns hinstellt, ist eigentlich etwas so furchtbar Irdisches. Denn es erinnert einen eine Pflanzenwurzel, besonders, sagen wir eine Rübenwurzel, eigentlich immer an einen satten Bankier. Ja, es ist so; es ist die Pflanzenwurzel so ungeheuer behäbig, so zufrieden mit sich. Sie hat die Salze der Erde in sich aufgenommen und fühlt sich so wohlig in diesem Gefühl, die Erde in sich aufgesogen zu haben. Es gibt eigentlich unter allem Irdischen nichts Zufriedeneres als solch eine Rübenwurzel, sie ist der Repräsentant des Wurzelhaften.

Schauen wir dagegen die Blüte an. Wir können eigentlich nicht anders, wenn wir ihr gegenüberstehen mit dem Auge des Geistes, als sie zu empfinden wie unsere eigene Seele, wenn diese die zartesten Wünsche hegt. Sehen Sie sich nur einmal so eine richtige Frühlingsblüte an; sie ist ja im Grunde genommen ein Wunschhauch; sie ist die Verkörperung einer Sehnsucht. Und es gießt sich eigentlich, wenn wir dazu zarten Seelensinn genug haben, über die Blütenwelt, die uns umgibt, etwas Wunderbares aus.

Wir sehen im Frühling das Veilchen oder meinetwillen den Märzbecher oder das Maiglöcklein oder manches gelb blühende Pflänzchen, und wir werden ergriffen davon, so wie wenn uns alle diese frühlingsblühenden Pflanzen sagen wollten: Ach, Mensch, wie rein und unschuldig kannst du eigentlich deine Wünsche nach dem Geistigen hin richten! – Die geistige Wunschnatur, ich möchte sagen, die in Frömmigkeit getauchte Wunschnatur sprießt und sprosst aus jeder Frühlingsblüte.

Wenn dann die späteren Blüten kommen – nehmen wir gleich das Extrem, nehmen wir die Herbstzeitlose –, ja, kann man denn mit Seelensinn die Herbstzeitlose anschauen, ohne ein leises Schamgefühl zu haben? Mahnt sie uns denn nicht daran, dass unsere Wünsche unrein werden können, dass unsere Wünsche durchzogen werden können von den mannigfaltigsten Unlauterkeiten? Man möchte sagen, die Herbstzeitlosen sprechen von allen Seiten so zu uns, als wenn sie uns fortwährend zuraunen wollten: Schaue auf deine Wunschwelt hin, o Mensch, wie leicht du ein Sünder werden kannst.

Und so ist eigentlich die Pflanzenwelt der äußere Naturspiegel des menschlichen Gewissens. Man kann sich nichts Poetischeres denken, als diese im Inneren wie aus einem Punkt herauskommende Gewissensstimme verteilt zu denken auf die mannigfaltigsten Pflanzenblütenformen, die uns die Jahreszeiten hindurch so zur Seele reden, in der mannigfaltigsten Weise zur Seele reden. Die Pflanzenwelt ist der ausgebreitete Spiegel des Gewissens, wenn wir nur die Pflanzenwelt in der richtigen Weise anzusehen wissen.

Wenn wir dies ins Auge fassen, dann wird es uns besonders wichtig werden, auf die Pflanzenblüte hinzuschauen, zu vergleichen, wie die Blüte eigentlich die Sehnsucht ist nach den Lichtweiten des Weltenalls, wie die Blüte förmlich hinaufwächst, um die Wünsche der Erde den Lichtweiten des Weltenalls entgegenzuströmen, und wie auf der anderen Seite die behäbige Wurzel die Pflanze erdengefesselt macht; wie die Wurzel es ist, welche fortdauernd der Pflanze abringt ihr Himmelswünschen und es in Erdenbehaglichkeit umgestalten will.

Wir lernen begreifen, warum das so ist, wenn wir in der Evolutionsgeschichte der Erde darauf kommen, dass dasjenige, was in der Wurzel der Pflanze vorliegt, immer veranlagt worden ist in der Zeit, als der Mond noch bei der Erde war. In der Zeit, als der Mond noch bei der Erde war, wirkten die im Monde verankerten Kräfte innerhalb des Erdenkörpers so stark, dass sie die Pflanzen fast nur zur Wurzel werden ließen. Als der Mond noch bei der Erde war und die Erde noch eine ganz andere Substanz hatte, da breitete sich mächtig nach dem Unteren hin das Wurzelhafte aus. Und man kann dies so darstellen, dass man sagt, nach unten hin breitete sich das Pflanzen-Wurzelhafte mächtig aus, und nach oben guckten die Pflanzen nur heraus in das Weltenall. Ich möchte sagen, wie feine Härchen trieben die Pflanzen ihre Triebe nach dem Weltenall hinaus. So dass man das Gefühl hat: Während der Mond noch bei der Erde ist, fesselt dieser Mond, fesseln diese Mondenkräfte, die im Erdenkörper selber enthalten sind, das Pflanzliche an das Irdische. Und dasjenige, was dazumal sich in das Pflanzliche hineinversetzt hat, das bleibt dann in der Anlage im Wurzelhaften weiter.

Aber seit jener Zeit, wo der Mond die Erde verlassen hat, da entfaltet sich die Sehnsucht in den früher nur kleinen, winzigen Trieben, die hinauslugten nach dem Weltenall, da entfaltete sich die Sehnsucht nach den Weiten, nach den Lichtweiten des Weltenalls, und es entstand das Blütenhafte. So dass gewissermaßen der Mondenausgang für das Pflanzenreich eine Art von Befreiung war, eine richtige Befreiung.

Aber wir müssen dabei doch ins Auge fassen, wie alles, was irdisch ist, in dem Geiste urständet. Während der alten Saturnzeit – nehmen Sie nur die Beschreibung, die ich in meiner *Geheimwissenschaft im Umriss* gegeben habe – war die Erde völlig geistig, lebte nur im wärmeätherischen

Elemente, war ganz geistig. Aus dem Geistigen heraus hat sich ja erst das Irdische gebildet.

Nun schauen wir uns die Pflanze an. Sie trägt in ihrer Gestalt die lebendige Erinnerung an die Evolution mit sich. Sie trägt in ihrem Wurzelhaften mit sich das Erdigwerden, das Physisch-Stofflichwerden. Schauen wir die Pflanzenwurzel an, so finden wir des Weiteren, dass sie uns sagt, sie ist nur möglich geworden dadurch, dass sich aus dem Geistigen heraus das Irdisch-Stoffliche entwickelt hat. Kaum ist aber die Erde entlastet vom Mondenhaften, da strebt die Pflanze wiederum zurück zu den Lichtweiten.

Wenn man nun das Pflanzliche als Nahrung genießt, dann gibt man der Pflanze Gelegenheit, das, was sie außen in der Natur schon begonnen hat, richtig fortzusetzen, zurückzustreben nicht nur zu den Lichtweiten des Kosmos, sondern zu den Geistweiten des Kosmos. Daher kommt es, dass wir das Pflanzliche, wie ich gestern gesagt habe, bis zum Luftartigen, bis zum Gasigen treiben müssen, damit das Pflanzliche seiner Sehnsucht nach den Lichtes-Geistesweiten folgen kann.

Ich gehe hinaus auf die Wiese. Ich schaue es der Blumenblüte, der Pflanzenblüte ab, wie sie nach dem Lichte strebt. Der Mensch genießt die Pflanze. Er hat in sich eine ganz andere Welt als draußen in der Umgebung. Er kann das, was die Pflanze draußen als Sehnsucht in der Blüte ausdrückt, in sich zur Erfüllung bringen. Wir sehen die in der Natur ausgebreitete Sehnsuchtswelt der Pflanzen. Wir genießen die Pflanzen. Wir treiben diese Sehnsucht der geistigen Welt in uns entgegen. Wir müssen dazu die Pflanzen ins Luftreich erheben, damit sie im leichteren Luftreiche die Möglichkeit haben, dem Geistigen entgegenzustreben.

Da macht die Pflanze einen sonderbaren Prozess durch. Da geschieht, wenn der Mensch das Pflanzliche genießt, das Folgende: Wenn wir hier schematisch das

Wurzelhafte haben, dann dasjenige, was durch das Blatt zur Blüte strebt, dann haben wir bei diesem Luftartigwerden des Pflanzlichen innerlich ein völliges Umstülpen des Pflanzenwesens zu durchleben. Die Wurzel, die eben dadurch, dass sie in der Erde lebt, erdengefesselt ist, sie strebt hinauf; sie strebt am mächtigsten hinauf nach dem Geistigen und lässt das Blütenstreben hinter sich zurück. Es ist tatsächlich so, wie wenn Sie das Pflanzliche sich vorstellen würden in dieser Weise nach unten entfaltet, und Sie das Untere hier innen durchstecken könnten, so dass das Obere unten und das Untere oben wird [umgekehrtes Taschentuch]. Die Pflanze stülpt sich vollständig um. In sich selber gestaltet sie sich so, dass das Untere oben und das Obere unten ist. Was schon bis zur Blüte gediehen ist, das hat sozusagen im materiellen Streben das Licht genossen, hat die Materie bis zum Licht hinaufgebracht. Dadurch muss es zur Strafe das erleiden, dass es jetzt auch unten bleiben muss. Die Wurzel ist der Sklave des Irdischen gewesen; aber, das sehen Sie schon aus Goethes Pflanzenmetamorphosenlehre, sie trägt zugleich die gesamte Pflanzennatur in sich. Sie strebt nach aufwärts.

Ja, wenn der Mensch einmal ein hartnäckiger Sünder ist, dann will er es auch bleiben. Die Wurzel der Pflanze, die, solange sie erdengefesselt ist, auf einen den Eindruck eines satten Bankiers macht, wird sofort, wenn der Mensch sie isst, umgewandelt und strebt nach oben, während dasjenige, was die Materie ins Licht gebracht hat, die Blüte, unten bleiben muss. So dass wir an dem, was in der Pflanze wurzelhaft ist, etwas haben, was, wenn es genossen wird, eigentlich durch seine eigene Wesenheit nach dem Kopfe des Menschen hinstrebt, während dasjenige, was gegen die Blüte zu liegt, in den unteren Regionen bleibt; das kommt im Gesamtstoffwechsel nicht bis zur Kopfbildung hinauf.

Und so haben wir das merkwürdige, wunderbare Schauspiel, dass, wenn der Mensch das Pflanzliche genießt – er braucht natürlich nicht die ganze Pflanze zu genießen, denn jedes einzelne Stück der Pflanze enthält die ganze Pflanze; wie gesagt, sehen Sie sich da Goethes Metamorphosenlehre an –, wenn der Mensch die Pflanze genießt, verwandelt sie sich in ihm in Luft, in eine Luft, die von oben nach unten pflanzlich weiterschreitet, die von oben nach unten gewissermaßen blüht.

In Zeiten, in denen man solche Dinge durch das alte instinktive Hellsehen gewusst hat, hat man die Pflanzen nach ihrer äußeren Beschaffenheit darauf angesehen, ob sie so sind, dass sie für den Kopf des Menschen etwas sein können, ob sie stark schon in der Wurzel angezeigt haben, dass sie Sehnsucht haben nach dem Geistigen. Dann wird dasjenige, was wir von ihnen genießen, sich den Kopf des Menschen gewissermaßen bei der vollen Verdauung aufsuchen und bis in den Kopf dringen, um da hinaufzustreben nach dem geistigen Kosmos und mit dem die nötige Verbindung eingehen.

Bei Pflanzen, bei denen schon ein starkes Durchdrungensein mit Astralischem, wie zum Beispiel bei den Hülsenfrüchten, da ist, da wird selbst die Frucht in den unteren Regionen bleiben, nicht hinauf wollen bis zum Kopfe, dadurch aber den Schlaf dumpf und damit den Kopf, wenn der Mensch erwacht, dumpf machen. Die Pythagoreer wollten reine Denker bleiben, nicht die Verdauung zu Hilfe nehmen bei der Kopffunktion; daher haben sie die Bohnen verboten.

In dieser Weise kann man aus dem, was da ist in der Natur, die Beziehung zum Menschlichen und zu dem, was im Menschen geschieht, ahnen. Man weiß eigentlich, wenn man geistige Initiationswissenschaft hat, gar nicht, wie die materialistische Wissenschaft zurechtkommt bei der menschlichen Verdauung – gewiss, bei der Kuhverdauung ist es anders, davon werden wir auch noch sprechen – damit, dass sie meint, das Pflanzliche wird einfach aufgenommen. Es wird nicht aufgenommen bloß, es wird total vergeistigt. Es wird in sich selber so gestaltet, dass das Unterste sich zum Obersten und das Oberste sich zum Untersten kehrt. Man kann sich keine größere Umbildung denken. Und der Mensch wird sofort krank, wenn er auch nur das kleinste Quantum einer Pflanze genießt, bei der nicht das Unterste zuoberst und das Oberste zuunterst gekehrt wird.

Daraus aber ersehen Sie, dass der Mensch nichts in sich trägt, was nicht der Geist macht, denn dasjenige, was der Mensch stofflich aufnimmt, dem muss er erst eine Form geben, so dass der Geist seinen Einfluss darauf haben kann.

Wenn wir ans Tierische herangehen, dann müssen wir uns klar sein, dass das Tierische selbst zunächst die Verdauung hat, dass das Tierische aufnimmt zunächst das Pflanzliche. Sehen wir auf die Pflanzenfresser. Das Tierische nimmt das Pflanzliche in sich auf. Das ist wiederum ein sehr komplizierter Vorgang, denn indem das Tier das Pflanzliche in sich aufnimmt, kann ja das Tier keine menschliche Gestalt dem Pflanzlichen entgegensetzen. Daher kann sich im Tiere das Pflanzliche nicht von unten nach oben und von oben nach unten kehren. Das Tier hat seine Wirbelsäule parallel der Erdoberfläche. Dadurch wird dasjenige, was da geschehen will beim Verdauen, im Tiere ganz in Unordnung gebracht. Da will das Untere nach oben, und es will das Obere nach unten, und die Sache staut sich, staut sich in sich selber, so dass die tierische Verdauung etwas wesentlich anderes ist als die menschliche Verdauung. Bei der tierischen Verdauung staut sich dasjenige, was in der Pflanze lebt. Die Folge davon ist, dass beim Tier dem Pflanzenwesen das Versprechen gegeben wird: Du darfst deiner Sehnsucht nach den Weltenweiten genügen – aber es wird ihm das Versprechen nicht gehalten. Die Pflanze wird wiederum zurück zur Erde geworfen.

Dadurch aber, dass im tierischen Organismus die Pflanze zurück zur Erde geworfen wird, dringen sofort in die Pflanze, statt dass wie beim Menschen, wenn die Umkehr stattfindet, von oben die Weltengeister mit ihren Kräften eindringen, beim Tier gewisse Elementargeister ein. Und diese Elementargeister, die sind Angstgeister, Angstträger. So dass für die geistige Anschauung dieses Merkwürdige zu verfolgen ist: Das Tier selbst genießt die Nahrung, genießt sie in innerer Behaglichkeit; und während der Strom der Nahrung nach der einen Seite geht, geht ein Angststrom von Angst-Elementargeistern nach der anderen Seite. Fortwährend strömt in der Richtung der Verdauung durch den Verdauungskanal des Tieres das Wohlbehagen der Nahrungsaufnahme, und entgegengesetzt der Verdauung strömt eine furchtbare Strömung von Angst-Elementargeistigem.

Das ist auch dasjenige, was die Tiere zurücklassen, wenn sie sterben. Indem die Tiere, die also nicht denjenigen Ordnungen angehören, die ich in anderer Weise schon beschrieben habe, aber auch solche, die zum Beispiel den vierfüßigen Säugetieren angehören, indem diese Tiere sterben, stirbt immer, man könnte eigentlich sagen, lebt auf in ihrem Sterben ein Wesen, das ganz aus Ängstlichkeit zusammengesetzt ist. Mit dem Tier stirbt Angst, das heißt, lebt Angst auf. Bei Raubtieren ist es so, dass sie schon diese Angst mitgenießen. Das Raubtier, das seine Beute zerreißt, genießt mit Wohlbehagen das Fleisch. Und diesem Wohlgefallen am Fleischgenusse strömt entgegen die Angst, die Furcht, die das pflanzenfressende Tier erst beim Tode von sich gibt, die das Raubtier bereits ausströmt während seines Lebens. Daher sind solche Tiere, wie Löwen, Tiger, in ihrem astralischen Leibe von Angst durchsetzt, die sie zunächst nicht spüren während ihres Lebens, die aber nach ihrem Tode diese Tiere, weil es eben entgegengesetzt dem Wohlbehagen geht, zurücktreiben; so dass die fleischfressenden Tiere sogar noch ein Nachleben haben in ihrer Gruppenseele, ein Nachleben, das ein viel furchtbareres Kamaloka darstellt, könnte man sagen, als es die Menschen jemals durchleben können, einfach dadurch, dass die Raubtiere diese Natur haben, die sie schon einmal haben.

Natürlich müssen Sie sich bei solchen Dingen vorstellen, dass das ja in einem anderen Bewusstsein erlebt wird. Also wenn Sie gleich wiederum materialistisch werden und nun anfangen zu denken, was das Raubtier erleben muss, indem Sie sich an seine Stelle versetzen, und jetzt sich denken: Wie muss solch ein Kamaloka für mich sein? – und dann anfangen, das Raubtier danach zu beurteilen, wie für Sie solch ein Kamaloka sein könnte, dann sind Sie natürlich materialistisch, eigentlich animalistisch; dann versetzen Sie sich in die tierische Natur. Natürlich, man muss diese Dinge verstehen, wenn man die Welt verstehen will, aber man darf nicht sozusagen in diese Dinge sich hineinversetzen, wie sich der Materialist für die ganze Welt in die leblose Materie hineinversetzt.

Hier beginnt ein Kapitel, über das ich ja nicht anders als seelisch spreche, denn Anthroposophie soll niemals agitatorisch auftreten, nicht für das eine und nicht für das andere eintreten, sondern nur eben die Wahrheit hinstellen. Was der Mensch dann für seine Lebensart für Konsequenzen zieht, das ist seine Sache, denn Anthroposophie gibt keine Vorschriften, sondern spricht die Wahrheiten aus. Daher werde ich niemals für die Fanatiker selber nun gewissermaßen Gebote aufstellen, die da folgen aus dem, was ein Tier gestaltet aus der Pflanzennahrung. Ich werde also von diesem Gesichtspunkte aus nicht in gebothafter Weise über Vegetarismus, Fleischessen und dergleichen sprechen, denn diese Dinge müssen schon durchaus in die Sphäre des eigenen Erwägens gelegt werden und haben eigentlich nur einen Wert, wenn sie in die Sphäre des eigenen Erlebens gelegt werden. Ich erwähne das, damit eben nicht die Meinung entsteht, Anthroposophie bedeute, für diese oder jene Ernährungsweise und dergleichen einzutreten, während sie in der Tat nur jede Art von Ernährungsweise begreiflich macht.

Dasjenige aber, was ich eben zeigen wollte, war, dass wir das Mineralische bis zum Wärmeätherischen treiben müssen, damit es das Geistige aufnehmen kann; dann wird vom Mineralischen aus, nach Aufnahme des Geistigen, der Mensch aufgebaut. Wenn der Mensch noch ganz jung ist, sagte ich, so hat er noch nicht die Kraft, das ganz Mineralische zum Wärmeätherischen zu treiben. Es wird ihm vorgearbeitet, indem er die Milch in sich aufzunehmen hat, in der schon eine Verwandlung geschehen ist, wodurch dann dasjenige, was in Wärmeätherisches verwandelt werden muss, leichter verwandelt werden kann, so dass beim Kinde die genossene Milch mit ihren Kräften sich rasch nach dem Haupte ergießt und vom Haupte aus die formbildenden Impulse entwickeln kann, wie sie beim Kinde notwendig sind. Denn die ganze Organisation des Kindes geht vom Haupte aus.

Wenn der Mensch sich diese formbildenden Kräfte in einem späteren Alter erhalten will, so tut er nicht gut, das durch den Milchgenuss zu befördern; denn dasjenige, was beim Kinde nach dem Haupte geht und durch die bis zum Zahnwechsel vorhandenen Kräfte des Hauptes in der Lage ist, gestaltend auszustrahlen in den ganzen Körper, das ist beim späteren, beim älteren Menschen nicht mehr vorhanden. Da muss dann der ganze übrige Organismus die gestaltenden Kräfte ausstrahlen. Und diese gestaltenden Kräfte für den übrigen Organismus, die können ganz besonders dadurch in ihrer Impulsivität gefördert werden, dass man irgend etwas nimmt, was anders wirkt als der Kopf.

Sehen Sie, der Kopf ist ringsherum geschlossen. In diesem Kopfe sind die kindlichen Impulse für die Gestaltung des Körpers. Im übrigen Körper, da haben wir Knochen innen, die gestaltenden Kräfte sind außen. Da muss dasjenige, was die gestaltenden Kräfte sind, von außen angeregt werden. Wenn wir in den Menschen Milch hineinbringen, so werden diese gestaltenden Kräfte im Kopf angeregt, solange wir Kind sind. Wenn wir nicht mehr Kind sind, sind sie nicht mehr da. Was sollen wir denn da eigentlich dann tun, damit wir diese gestaltenden Kräfte mehr von außen anregen können?

Da wäre offenbar gut, wenn man in der Lage wäre, das, was da der Kopf tut, indem er von der Schädeldecke eingeschlossen ist, was er da ganz im Inneren drinnen tut, wenn man das in der äußeren Form haben könnte; wenn irgendwo von außen das gemacht würde, was der Kopf da im Inneren tut. Die Kräfte, die da drinnen sind, die sind für den Milchgenuss gut; wenn da die Milch in ihrer ätherischen Verwandlung drinnen ist, dann gibt sie eine gute Grundlage ab für diese Entwicklung der Kopfkräfte. Wir müssten zum Beispiel so etwas haben wie die Milch, was aber nicht im Inneren des Menschen fabriziert wird, sondern von außen fabriziert wird.

Da gibt es in der Natur etwas, was ein Kopf ist ohne die Schädeldecke, wo also von außen dieselben Kräfte wirken, die im Kopfe drinnen wirken, wo sie die Milch brauchen, sogar die Milch wieder erzeugen; denn das Kind muss die Milch erst in den wärmeätherischen Zustand überführen und sie dann wieder erzeugen. – Nun, ein Kopf, der nach allen Seiten offen ist, ist der Bienenstock. Dasjenige, was die Bienen treiben, ist eigentlich dasselbe, nur in der äußeren Welt – wir geben ihnen höchstens als Unterstützung den Bienenkorb –, was der Kopf im Inneren treibt; nur ist es da nicht abgeschlossen, sondern von außen bewirkt. Wir haben dann im Bienenstock drinnen unter dem schon äußeren geistigen Einfluss dasselbe, was wir hier im Kopf unter dem geistigen Einfluss haben. Wir haben da den Honig drinnen im Bienenstock, und wenn wir den Honig nehmen und genießen ihn als älterer Mensch, dann gibt er uns für das, was jetzt mehr von außen die gestaltenden Kräfte geben muss, dieselbe Macht und Gewalt, die uns die Milch für den Kopf während des kindlichen Alters gibt.

Während wir also Kinder sind, fördern wir vom Kopfe aus die plastischen Kräfte durch den Milchgenuss; brauchen wir im späteren Alter noch plastizierende Kräfte, dann müssen wir Honig essen, und wir brauchen ihn nicht in furchtbaren Quantitäten zu essen, weil es nur darauf ankommt, die Kräfte zu haben von ihm.

Also man sieht der äußeren Natur ab, wie man dem menschlichen Leben Förderungsimpulse zuführen muss, wenn man diese äußere Natur völlig versteht. Und wenn man ein Land ausdenken wollte, wo es schöne Kinder und schöne alte Leute gibt, was müsste das für ein Land sein? Das müsste ein Land sein, wo «Milch und Honig fließt»! Sie sehen also, ein altes instinktives Schauen hat gar nicht mit Unrecht gesagt von solchen Ländern, nach denen man sich sehnte: Das sind solche, «wo Milch und Honig fließt».

Manches solches einfache Wort enthält ungeheuer tiefe Weisheiten, und man hat eigentlich keine schöneren Erlebnisse, als zuerst mit aller möglichen Anstrengung die Wahrheit zu erforschen und dann irgendwo ein uralt heiliges Wahrwort zu finden, das von tiefer Weisheit strotzt, wie das von dem Lande, wo «Milch und Honig fließt». Denn das ist wirklich ein seltenes Land: da sind nur schöne Kinder und nur schöne Greise.

Sie sehen, den Menschen verstehen setzt voraus, die Natur verstehen. Die Natur verstehen gibt die Grundlage zum Menschenverständnis. Da führt immer das unterste Stoffliche bis hinauf zum höchsten Geistigen: die Reiche der Natur, mineralisches, tierisches, pflanzliches Reich an dem einen, unteren Pol, die Hierarchien an dem anderen, oberen Pol.

Kapitel III:
Ernährung aus einer kosmischen Perspektive

Der nachfolgende Vortrag erweitert die im vorangegangenen Kapitel dargelegten Ideen; es werden nicht nur Pflanzen, sondern auch andere Arten von Nahrung in ihrem kosmischen Zusammenhang mit einbezogen. Steiner fährt dann mit der Erörterung von Auswirkungen verschiedener Speisen auf das Körperliche sowie auf das Geistig-Seelische des Menschen fort.

Sehen Sie, es ist zum Beispiel interessant zu vergleichen dreierlei Arten von Nahrungsmitteln in Bezug auf ihre kosmische Bedeutung: Das ist die Milch und alles, was mit ihr zusammenhängt, das ist die Pflanzenwelt und alles, was mit ihr zusammenhängt, nämlich aus ihr bereitet wird, und das ist die tierische Nahrung. Milch, Pflanzen, Tier als Nahrungsmittel, man kann sie in einer gewissen Weise vergleichen lernen, wenn man empfänglicher gemacht worden ist durch die esoterische Entwicklung für das, was man an diesen Nahrungsmitteln erlebt; und dann wird man auch leichter überschauen lernen die Bestätigungen, die sich durch eine vernünftige Betrachtung der Außenwelt ergeben. Wenn Sie okkultistisch die Welt durchforschen würden, würden Sie das, was Milchsubstanz ist, auf der Erde, aber auf keinem anderen Planeten unseres Sonnensystems finden. Was produziert wird innerhalb der Lebewesen in ähnlicher Weise auf anderen Planeten unseres Sonnensystems, würde sich Ihnen als etwas ganz anderes, als die irdische Milch ist, darstellen. Die Milch ist etwas spezifisch Irdisches. Und wenn man das generalisieren wollte, was Milch ist, so müsste man sagen: Die Lebewesen eines jeden Planetensystems haben ihre eigene Milch.

Wenn man das Pflanzensystem unserer Erde untersucht und es okkultistisch vergleicht mit den Pflanzensystemen anderer Planeten, mit dem, was damit verglichen werden kann, so muss man sagen: Zwar sind die Formen verschieden der Pflanzenwesenheit auf der Erde und der Pflanzenwesenheit auf anderen Planeten unseres Sonnensystems, aber das innere Wesen der Pflanze auf der Erde ist doch nicht bloß ein irdisches, sondern ein zum Sonnensystem gehöriges; das heißt, die Pflanzenwesenheit unserer Erde ist verwandt mit der Pflanzenwesenheit der anderen Planeten unseres Sonnensystems, so dass wir in den Pflanzen gleichsam hereinragen haben etwas, was sich finden ließe auch auf anderen Planeten unseres Systems. Was die Tierwelt betrifft, so folgt es ja schon aus dem, was über die Milch gesagt worden und außerdem sonst okkultistisch sehr leicht zu konstatieren ist, dass sie radikal verschieden ist als irdische Tierwelt von all dem, was Ähnliches auf anderen Planeten gefunden werden könnte. Wenn man nun das Erlebnis sozusagen der Milchnahrung nimmt, so zeigt sich die Milchnahrung vor dem Blick, vor dem Erlebnis des Okkultisten so, dass sie für den Menschenleib – wir wollen bei dem Menschen bleiben – dasjenige bedeutet, was ihn sozusagen an die Erde, an unseren Planeten fesselt, was ihn zusammenbringt mit dem Menschengeschlecht auf der Erde als zu einer gemeinsamen Gattung mit diesem Menschengeschlecht gehörig. Dass die Menschen ein Ganzes ausmachen auch in Bezug auf das physische Hüllensystem, das wird mit befördert dadurch, dass Lebendiges Nahrung für Lebendiges im tierischen Sinn bereitet. Und man kann sagen: Alles das, was durch die Milchnahrung dem menschlichen Organismus zugeführt wird, das bereitet ihn dazu, ein menschliches Erdengeschöpf zu sein, bringt ihn zusammen mit den Verhältnissen der Erde, aber es fesselt ihn nicht eigentlich an die Erde. Es macht ihn zum Erdenbürger und hindert ihn nicht, ein Bürger des ganzen Sonnensystems zu sein.

Anders ist es bei der Fleischnahrung. Die Fleischnahrung, die entnommen ist dem Reich, das spezifisch irdisch ist, und die entnommen ist nicht so wie die Milch dem unmittelbaren Lebensprozess des menschlichen oder tierischen Lebewesens, sondern die entnommen ist demjenigen Teil der tierischen Substanz, die schon zubereitet ist für das Tier, diese Fleischnahrung fesselt den Menschen speziell an die Erde, macht ihn zum Erdengeschöpf so, dass man sagen muss: So viel der Mensch seinen eigenen Organismus durchdringt mit den Wirkungen der Fleischnahrung, so viel entzieht er sich an Kräften, um überhaupt von der Erde loszukommen. Er verbindet sich durch die Fleischnahrung im eminentesten Sinn mit dem Erdenplaneten. Während ihn die Milchnahrung fähig macht, sozusagen der Erde anzugehören wie einem Durchgangsorte seiner Entwicklung, verurteilt den Menschen die Fleischnahrung dazu, wenn er nicht durch anderes erhoben wird, den Erdenaufenthalt wie zu einem dauernden zu gestalten, zu einem solchen, an den er sich völlig anpasst. Und der Entschluss, Milchnahrung zu sich zu nehmen, bedeutet gleichsam: Ich will mich auf der Erde aufhalten, auf der Erde meine Mission erfüllen können, aber nicht ausschließlich für die Erde da sein. Der Wille zur Fleischnahrung bedeutet: Mir sagt das Erdendasein so zu, dass ich auf alle Himmel verzichte und am liebsten ganz und gar aufgehen würde in den Verhältnissen des Erdendaseins.

Die Pflanzennahrung ist eine solche, dass sie in dem Organismus jene Kräfte rege macht, welche den Menschen in eine Art kosmische Verbindung bringen mit dem ganzen planetarischen System. Das, was der Mensch zu vollbringen hat, wenn er die Pflanzennahrung in seinem eigenen Organismus weiterverarbeitet, das regt Kräfte an, die im ganzen Sonnensystem enthalten sind, so dass der Mensch in seiner physischen Hülle ein Anteilnehmer an den Kräften des ganzen Sonnensystems wird, also sich ihnen nicht fremd macht, sich aus ihnen nicht herausreißt. Das ist etwas, was in gewisser Beziehung wirklich nach und nach die Seele, die sich anthroposophisch oder esoterisch entwickelt, an sich erleben kann, dass sie in gewisser Beziehung mit der Pflanzennahrung etwas nicht Erdenschweres, sondern etwas der Sonne, das heißt dem Zentralkörper des ganzen Planetensystems Eigenes in sich aufnimmt. Die Leichtigkeit des Organismus, die er erhält durch die Pflanzennahrung, die hebt über die Erdenschwere hinweg, die macht eine gewisse innere – man möchte sagen – nach und nach wie zur Geschmacksempfindung sich ausbildende Erlebnisfähigkeit im menschlichen Organismus möglich: dass es ihm ist, diesem Organismus, wie wenn er mit den Pflanzen in der Tat in einer gewissen Weise das Sonnenlicht, das in den Pflanzen ja so viel Arbeit leistet, wirklich mitgenießen würde.

Aus dem, was gesagt worden ist, können Sie entnehmen, dass es gerade bei der okkultistischen, bei der esoterischen Entwicklung eine ungeheure Bedeutung hat, nicht sich sozusagen an die Erde zu fesseln, mit aller Erdenschwere sich auszustatten durch den Fleischgenuss, wenn er entbehrt werden kann nach den individuellen und Vererbungsverhältnissen; die eigentliche Entscheidung kann ja immer nur nach den persönlichen Verhältnissen des einzelnen Menschen ausfallen. Eine wirkliche Erleichterung also der ganzen Entwicklung des Menschenlebens wird es bedeuten, wenn der Mensch sich von dem Fleischgenuss enthalten kann. Dagegen beginnen schon gewisse Bedenklichkeiten, wenn der Mensch fanatischer Vegetarier in dem Sinn sein wollte, dass er alle Milch und alle Milchprodukte meiden wollte. Gerade bei der Entwicklung der Seele nach dem Geistigen hin kann das gewisse Gefahren einschließen, und zwar aus dem Grunde, weil der Mensch sehr leicht dadurch, dass er allen Milchgenuss und allen Genuss dessen, was damit zusammenhängt, meidet, leicht zu einem gewissen bloßen Lieben des von der Erde Wegstrebenden kommt und die Fäden leicht verliert, die ihn mit dem verbinden, was auf der Erde an Menschlichem getrieben wird.

Es ist daher wohl zu beachten, dass es in einem gewissen Sinn gut ist, wenn gerade der anthroposophisch Strebende sich nicht zum fanatischen spirituellen Schwärmer dadurch macht, dass er sich die Schwierigkeit in der physischen Hülle schafft, die schon diese physische Hülle wegbringen will von aller Verwandtschaft mit dem Irdisch-Menschlichen. Damit wir nicht gar zu sehr seelische Entwicklung anstrebende Sonderlinge werden, damit wir nicht entfremdet werden menschlichem Fühlen, menschlichem Treiben auf der Erde, ist es gut, wenn wir uns als Wanderer auf der Erde in einer gewissen Weise beschweren lassen durch den Milchgenuss und durch den Genuss von Milchprodukten. Und es kann sogar eine ganz systematische Trainierung sein für einen Menschen, nicht nur immer sozusagen in den spirituellen Welten zu leben und dadurch erdenfremd zu werden, sondern daneben Aufgaben auf der Erde zu erfüllen, es kann eine systematische Trainierung sein, nicht bloßer Vegetarier zu sein, sondern Milch und Milchprodukte daneben zu genießen. Dadurch wird er seinen Organismus, seine physische Hülle erdenverwandt, menschheitsverwandt machen, aber nicht so an die Erde fesseln, mit Erdensein beschweren, wie das der Fall ist durch den Fleischgenuss.

Es ist also in jeder Weise interessant zu sehen, wie diese Dinge mit kosmischen Geheimnissen zusammenhängen und wie man durch die Kenntnis dieser kosmischen Geheimnisse die eigentliche Wirkung der Nahrungsstoffe im menschlichen Organismus verfolgen kann. Sie müssen ja durchaus als Menschen, die sich interessieren für okkulte Wahrheiten, meine lieben Freunde, immer mehr und mehr sich durchdringen davon, dass dasjenige, was auf unserer Erde auftritt – und zu unserem Erdensein gehört ja zunächst auch unser physischer Leib –, nicht etwa bloß von irdischen Kräften und Verhältnissen abhängig ist, sondern auch abhängig ist von den Kräften und Verhältnissen außerirdischer Wesenhaftigkeit, kosmischer Wesenhaftigkeit.

Das ist aber in ganz verschiedener Weise der Fall. So zum Beispiel müssen wir, wenn wir tierisches Eiweiß ins Augen fassen, wie es, sagen wir, im Hühnerei vorhanden ist, uns klar sein darüber, dass solches tierisches Eiweiß nicht etwa bloß das ist, was der Chemiker in seiner Analyse findet, sondern dass es in seinem Aufbau ein Ergebnis kosmischer Kräfte ist, und zwar wirken auf dieses Eiweiß die kosmischen Kräfte im Wesentlichen nur, nachdem sie zuerst gewirkt haben auf die Erde selber und höchstens noch auf den die Erde begleitenden Mond. Es ist also der kosmische Einfluss auf das tierische Eiweiß ein indirekter. Nicht direkt wirken die Kräfte des Kosmos auf das Eiweiß, sondern indirekt; sie wirken zuerst auf die Erde und die Erde wirkt wiederum mit ihren Kräften, die sie aus dem Kosmos empfängt, zurück auf die Zusammensetzung des tierischen Eiweißes. Höchstens ist der Mond daran beteiligt, aber nur so, dass er zuerst die Kräfte von dem Kosmos empfängt und dann erst mit diesen Kräften, die er von sich ausstrahlt, zurückwirkt auf das tierische Eiweiß. In der kleinsten Zelle des Tierischen, also auch im Eiweiß, kann derjenige, der mit okkultem Blick die Dinge zu durchschauen in der Lage ist, sehen, wie etwa nicht bloß die auf der Erde vorhandenen physikalischen und chemischen Kräfte vorhanden sind, sondern wie die kleinste Zelle, sagen wir des Hühnereis, aufgebaut ist aus den Kräften, die die Erde erst bekommt aus dem Kosmos.

Indirekt hängt also das, was wir Eiweiß nennen, mit dem Kosmos zusammen, aber es würde diese tierische Eiweißsubstanz so, wie sie auf der Erde ist, niemals entstehen, wenn die Erde nicht da wäre. Direkt aus dem Kosmos könnte sie nicht entstehen; sie ist durchaus ein Produkt desjenigen, was die Erde erst aus dem Kosmos empfangen muss.

Anders zum Beispiel ist es wiederum mit dem, was wir als Fettsubstanz kennen, was wir als irdische Fettsubstanz der Lebewesen kennen, die ja auch einen Teil der Nahrung bildet, namentlich bei denjenigen Menschen, welche tierische Nahrung genießen. Es sei also die Rede von diesen tierischen Fetten. Dasjenige, was wir Fettsubstanz nennen, gleichgültig ob es der Mensch von außen genießt oder in seinem eigenen Organismus selber bildet, ist nach ganz anderen kosmischen Gesetzen aufgebaut als die Eiweißsubstanz. Während an dieser beteiligt sind jene kosmischen Kräfte, welche ausgehen von Wesenheiten der Hierarchien der Form, sind beteiligt an dem Aufbau der Fettsubstanz vorzugsweise jene Wesenheiten, die wir nennen die Geister der Bewegung. Sehen Sie, es ist wichtig, solche Dinge zu erwähnen, weil man dadurch erst den Begriff bekommt, wie kompliziert eigentlich so etwas ist, was sich die äußere Wissenschaft so unendlich einfach vorstellt. Kein Lebewesen könnte auf der einen Seite mit Eiweißsubstanz, auf der anderen mit Fettsubstanz durchdrungen sein, wenn nicht zusammenwirkten aus dem Kosmos herein – wenn auch indirekt – der Geist der Form und der Geist der Bewegung. Also wir können die geistigen Wirkungen, die wir kennen als ausgehend von den Wesen der verschiedenen Hierarchien, verfolgen bis in die Substanz herein, die unsere physische Hülle zusammensetzt. Daher wird beim Erleben, das dann eintritt, wenn die Seele eine anthroposophische Entwicklung durchgemacht hat, auch dieses Erleben in sich differenzierter, in sich beweglicher, das man hat gegenüber dem, was man als Eiweiß in sich trägt, und dem, was man als Fett in sich trägt in der physischen Hülle. Es ist das ein zweifaches Empfinden. Was bei dem im äußeren normalen Dasein lebenden Menschen in ein einziges Empfinden zusammenrinnt, das empfindet man durcheinander: das, was im Organismus die Fette machen und was die Eiweißsubstanzen machen. Indem der ganze physische Organismus beweglicher wird, lernt die sich entwickelnde Seele unterscheiden zweierlei Empfindungen am eigenen Leib. Eine Empfindung, welche gleichsam uns innerlich so durchdringt, dass wir fühlen: Das setzt uns zusammen, gibt uns die Statur – da empfinden wir die Eiweißsubstanzen in uns. Wenn wir empfinden: Das macht uns gleichgültig gegen unsere innere Abgeschlossenheit, das hebt uns gleichsam hinaus über unsere Form, das macht uns gegenüber unserem inneren menschlichen Fühlen phlegmatischer, wenn sich also zu der eigenen Empfindung etwas Phlegma zusetzt gegenüber dieser eigenen Empfindung – diese Empfindungen differenzieren sich sehr stark bei einer anthroposophischen Entwicklung –, so rührt diese letzte Empfindung her von dem Erleben der Fettsubstanz in der physischen Hülle. Es wird also das innere Erleben auch in Bezug auf die physische Hülle komplizierter.

Das wird ja insbesondere stark dann wahrgenommen, wenn es sich handelt um das Erleben der Stärkesubstanz oder der Zuckersubstanz. Zucker ist besonders charakteristisch. Zucker differenziert sich ja zunächst im Geschmacksurteil sehr stark von anderen Substanzen. Diese Differenzierung kann man im gewöhnlichen Leben sehr gut bemerken, nicht nur an den Kindern, sondern auch manchmal an älteren Leuten an der Vorliebe, die da für Zuckersubstanz vorhanden ist; aber es geht gewöhnlich die Differenzierung nicht weiter als eben bis zu dem Geschmack. Wenn die Seele eine Entwicklung durchmacht, dann erlebt sie alles das, was sie an Zuckersubstanz aufnimmt oder in sich hat wie etwas, was ihr innerliche Festigkeit gibt, was sie innerlich stützt, was sie gewissermaßen mit einer Art natürlicher Egoität durchzieht. Und in dieser Beziehung darf sogar dem Zucker in einer gewissen Beziehung eine Art Lobrede gehalten werden. Gerade derjenige, der eine Seelenentwicklung durchmacht, kann oftmals bemerken, dass er es sogar oft nötig hat, etwas Zucker aufzunehmen, weil ja die seelische Entwicklung dahin gehen muss, immer selbstloser und selbstloser zu werden. Die Seele wird von selber selbstloser durch eine ordentliche anthroposophische Entwicklung. Damit nun der Mensch, der ja vermöge seiner physischen Hülle schon einmal eine Erdenmission hat, nicht sozusagen den Zusammenhang seines Ich-Organismus mit der Erde verliere, ist es geradezu gut, ein Gegengewicht im Physischen zu schaffen, wo ja die Egoität nicht eine so große Bedeutung hat wie im Moralischen. Durch den Zuckergenuss wird – man möchte sagen – eine Art unschuldiger Egoität geschaffen, die ein Gegengewicht bilden kann gegen die notwendige Selbstlosigkeit auf moralisch-geistigem Gebiete. Es würde sonst doch zu leicht die Versuchung da sein, dass der Mensch nicht nur selbstlos würde, sondern dass er auch träumerisch würde, phantastisch würde, den Zusammenhang verlieren würde mit einer gesunden Beurteilungsfähigkeit der irdischen Verhältnisse. Dazu trägt ein gewisser Zusatz von Zucker zu der Nahrung bei, einem die Möglichkeit zu geben, trotz allen Hinaufsteigens in die geistigen Welten mit beiden Beinen auf der Erde stehenzubleiben, eine gewisse gesunde Erdenansicht sich mit heranzukultivieren.

Sie sehen, die Dinge sind kompliziert; aber es wird alles kompliziert, wenn man in die wirklichen Geheimnisse des Lebens eindringen will. So fühlt zuweilen gerade der, welcher anthroposophisch in seiner Seele weiterkommt, dass ihm, damit er nicht einer falschen Selbstlosigkeit, nämlich einem Verlieren seiner Persönlichkeit ausgesetzt ist, ein Zuckergenuss zuweilen nottut. Und er erlebt dann den Zuckergenuss so, dass er sagt: Nun, so füge ich mir etwas bei, was mir, ohne dass ich mich moralisch herabstimme, wie unwillkürlich, wie in einem höheren Instinkte eine gewisse Festigkeit, eine gewisse Egoität gibt. Im Ganzen kann man sagen, dass der Zuckergenuss physisch den Persönlichkeitscharakter des Menschen erhöht. Man kann das so stark behaupten, dass man wird sagen können, dass die Menschen – selbstverständlich darf das alles nur in gesunden Grenzen gehalten werden –, dass die Menschen, welche in einer gewissen Weise dem Zuckergenuss huldigen, es leichter haben, schon in ihrem physischen Leib ihren Persönlichkeitscharakter auszuprägen, als diejenigen, die es nicht tun. Diese Dinge können sogar zum Verständnis dessen führen, was man auch äußerlich beobachten kann. In Ländern, wo nach der Statistik wenig Zucker genossen wird, sind die Menschen weniger mit Persönlichkeitscharakter ausgestattet als in Ländern, wo mehr Zucker genossen wird. Gehen Sie in die Länder, wo die Menschen mehr persönlich auftreten, wo jeder sozusagen sich in sich fühlt, und dann von da in Länder, wo die Menschen, man möchte sagen, mehr den allgemeinen Volkstypus haben, unpersönlicher sind schon in der äußeren physischen Natur, so werden Sie finden, dass in ersteren Ländern viel und in den letzteren wenig Zucker konsumiert wird.

Wenn wir von diesem Erleben sozusagen der Nahrungssubstanzen noch mehr in die Augen springende Begriffe haben wollen, so können wir es an den sogenannten Genussmitteln haben. Diese Genussmittel, die werden ja besonders lebhaft schon erlebt auch im äußeren Leben – Kaffee, Tee in einem erhöhten Maße; aber das, was schon der normale Mensch erlebt an Kaffee und Tee, das erlebt derjenige, der eine anthroposophische Entwicklung durchmacht, in einem viel höheren Maße. Wie gesagt, das alles ist weder ein agitatives Für oder Gegen den Kaffee, sondern eine Darstellung der Dinge, wie sie sind, und ich bitte, das auch nur in diesem Sinne hinzunehmen. Der Kaffee wirkt ja schon im ganz normalen menschlichen Leben erregend auf die menschliche Natur, ebenso der Tee; nur dass diese Erregungen, die ausgeübt werden durch Kaffee und Tee auf den Organismus, von der Seele, die eine anthroposophische Entwicklung durchmacht, lebendiger empfunden werden. Vom Kaffee kann zum Beispiel gesagt werden, dass er so auf den menschlichen Organismus wirkt, dass dieser menschliche Organismus dadurch in einer gewissen Weise seinen Ätherleib von dem physischen Leib heraushebt, aber so, dass der physische Leib gefühlt wird wie eine solide Grundlage des Ätherleibes. Das ist die spezifische Wirkung des Kaffees. Also, es wird etwas differenziert physischer Leib und Ätherleib beim Kaffeegenuss, aber so, dass der physische Leib namentlich in seinen Formeigenschaften gerade unter dem Einfluss des Kaffees wie hineinstrahlend in den Ätherleib gefühlt wird, wie eine Art solider Grundlage für das, was dann durch den Ätherleib erlebt wird. Das soll wahrhaftig nicht eine Agitation für den Kaffeegenuss sein; denn das bewegt sich ja alles auf physischer Grundlage, und der Mensch würde sich zu einem ganz unselbständigen Wesen machen, wenn er sich herrichten wollte durch den Genuss dieser Nahrungs- oder Genussmittel; es soll nur der Einfluss dieser Nahrungs- und Genussmittel charakterisiert werden. Aber weil namentlich das logische, das folgerichtige Denken sehr abhängt von der Struktur, von der Form des physischen Leibes, so wird durch die eigentümliche Wirkung des Kaffees, der gleichsam schärfer herausschattiert die physische Struktur des physischen Leibes, physisch die logische Folgerichtigkeit gefördert – es wird durch den Kaffeegenuss der Mensch sozusagen auf physischem

Wege in seiner logischen Folgerichtigkeit gefördert, in einem folgerichtig den Tatsachen sich anschließenden Denken. Und man kann sagen, wenn es auch gesundheitliche Bedenken haben mag, viel Kaffee zu trinken, dass es gerade für Menschen, welche in höhere Regionen des geistigen Lebens hinaufsteigen wollen, gar nicht so uneben ist, dass es ganz gut sein kann, die logische Folgerichtigkeit aus der Anregung durch den Kaffee zuweilen zu ziehen. Man möchte sagen, es erschiene einem ganz natürlich, dass der, der berufsmäßig zum Beispiel zu schreiben hat und nicht recht die logische Folge von einem Satz zum anderen findet und so alles aus der Feder herauskauen möchte, dass der sich anregt durch den Kaffeegenuss. Das scheint demjenigen ganz begreiflich, der diese Dinge bis zu ihrer okkulten geheimnisvollen Grundlage zu beobachten versteht. Wenn schon solcher Genuss, da wir einmal Erdenbürger sind, zuweilen notwendig ist nach den persönlichen individuellen Verhältnissen, so muss eben betont werden, dass der Kaffeegenuss bei allen seinen Schäden viel dazu beitragen kann, die Solidität zu heben. Nicht als ob er anempfohlen werden sollte als Mittel zur Solidität, aber es muss gesagt werden, dass er es vermag, die Solidität zu heben, und dass man zum Beispiel bei demjenigen, der sich anthroposophisch entwickelt, wenn er die Neigung hat, etwas ins Unrichtige zu schweifen mit seinen Gedanken, dass man es da nicht gerade übel zu vermerken braucht, wenn er sich etwas solider macht durch Kaffee.

Anders stehen die Dinge beim Tee. Der Tee bringt eine ähnliche Wirkung hervor, eine Art Differenzierung physischer Natur und ätherischer Natur. Aber es wird in einer gewissen Weise ausgeschaltet die Struktur des physischen Leibes. Der Ätherleib tritt mehr in seine fluktuierenden Rechte. Daher werden die Gedanken durch den Teegenuss auseinanderflatternd gemacht, werden in einer gewissen Weise weniger dazu geeignet gemacht, sich an die Tatsachen anzuschließen. Es wird zwar die Phantasie, manchmal nicht in sehr sympathischem Sinn, durch den Teegenuss angeregt, nicht aber die Anpassung an die Wahrheit und die Anpassung an die Solidität der Verhältnisse. Daher kann man sagen, dass es begreiflich ist, wenn in Gesellschaften, wo viel darauf ankommt, dass man Gedankenblitze losläßt, dass man sprühende Geistigkeit entwickelt, wenn da die Anregung gerne gegeben wird durch Tee; und es ist auch auf der anderen Seite begreiflich, dass, wenn der Teegenuss überhand nimmt, er in einer gewissen Weise eine Gleichgültigkeit erzeugt gegen die Anforderungen, die in den Menschen durch die gesunde Struktur seines physischen Erdenleibes kommen können. So dass träumerische Phantastik und ein gewisses unbekümmertes nonchalantes Wesen, ein Wesen, das gerne hinwegsieht über die Anforderungen des äußeren soliden Lebens, leicht gefördert werden durch den Teegenuss. Und bei einer Seele, die sich in anthroposophischem Sinn entwickelt, sieht man es nicht so gerne, wenn sie Tee genießt, weil Teegenuss leichter zur Scharlatanerie führt als der Kaffeegenuss. Letzterer macht solider, ersterer scharlatanhafter, wenn auch das Wort für diese Dinge viel zu scharf gebraucht wird. Dies alles sind Dinge, die sich – wie gesagt – erleben lassen durch die Beweglichkeit, in die die physische Hülle kommt, wenn der Mensch eine anthroposophische Entwicklung durchmacht.

Ich möchte nur hinzufügen, dass – Sie können ja darüber weiter nachmeditieren oder versuchen, solche Dinge wirklich zu erleben –, dass wenn der Kaffeegenuss etwas wie Solidität befördert in der physischen Hülle, der Teegenuss mehr die Scharlatanerie begünstigt, so zum Beispiel die Schokolade am meisten fördert die Philistrosität. Schokolade ist als das eigentliche Philistergetränk zu verspüren im unmittelbaren Erlebnis, wenn die physische Hülle in sich beweglicher wird. Die Schokolade kann daher gut empfohlen werden gerade bei Philisterfestlichkeiten, und man kann es dann – verzeihen Sie diese Einlage –, man kann es ganz gut begreifen, dass man bei Familienfesten, bei Geburtsfesten, Namensfesten, namentlich in gewissen Kreisen, zu gewissen Festlichkeiten eben Schokolade trinkt. Dann, wenn wir diese Dinge, die also Genussmittel sind, ins Auge fassen, tritt uns das noch in einer bedeutungsvolleren Weise entgegen, weil da dasjenige, was sonst gegenüber den Nahrungsmitteln erlebt wird, schon seine Strahlen hereinwirft in das gewöhnliche sogenannte äußere normale Leben, aber nicht nur so, dass man sozusagen das Substantielle nur bemerkt, aus dem der Körper zusammengefügt ist und sich immer wieder erneuert, sondern dass man auch bemerkt, wie schon gestern erwähnt worden ist, das innerliche Auseinanderfallen, das Sich-Sondern der Organe. Das ist wichtig, das ist bedeutungsvoll.

Kapitel IV: Ernährung und menschlicher Körper

Von den kosmischen Aspekten der Ernährung verlagert sich der Schwerpunkt der Betrachtung nun auf die Wirkung, die verschiedene Nahrungskategorien wie Eiweiß, Kohlenhydrate und Fette auf bestimmte Teile des menschlichen Körpers ausüben. Die Themen, die Rudolf Steiner dabei erörtert, erstrecken sich von den Verdauungsprozessen bis zum Kater nach übermäßigem Alkoholkonsum.

Ich möchte noch gern zu dem, was ich Ihnen am letzten Samstag gesagt habe, einiges hinzufügen, und die beiden Fragen, die mir für heute gegeben wurden, kann ich das nächste Mal noch beantworten. Wir haben von den Giften und ihren Wirkungen an dem Menschen gesprochen, und wir haben gerade an den Giften gesehen, dass man, wenn man wirkliche Wissenschaft versteht, zu dem Übersinnlichen, zu den geistigen Wesensgliedern des Menschen aufsteigen muss.

Nun möchte ich heute zu der Besprechung dessen, was ja so starke Giftwirkungen hervorbringt, damit Sie ein vollständiges Bild haben, noch dasjenige hinzufügen, was der mehr oder weniger gesunde Körper bei der Ernährung aufbringt. Ich habe zwar öfter über die Ernährung gesprochen, aber wir wollen wiederum mit Bezug auf die Ernährung einiges sprechen und dabei auf das Rücksicht nehmen, was wir das letzte Mal vorgebracht haben.

Bei der Ernährung nimmt der Mensch hauptsächlich drei bis vier Arten von Nahrungsmitteln auf. Das erste Nahrungsmittel ist das Eiweiß, das Sie am besten dadurch kennenlernen, dass Sie ein Hühnerei betrachten. Das Eiweiß erzeugt sowohl die Pflanze wie auch der tierische und der menschliche Körper. Der menschliche sowie auch der tierische Körper brauchen nicht nur die Kräfte, die sie in sich haben, um Eiweiß zu erzeugen, denn jeder lebende Körper erzeugt eben Eiweiß, sondern sie brauchen auch das Eiweiß, das durch die Pflanze ganz selbständig bereitet wird. Der menschliche Körper nimmt ja auch das tierische Eiweiß auf. In Bezug auf dieses Eiweiß hat ja gerade die Wissenschaft in der allerneuesten Zeit im Grunde eine große Blamage durchgemacht; denn es ist noch vor zwanzig Jahren überall gelehrt worden, dass der Mensch im Tage mindestens 120 Gramm Eiweiß in sich aufnehmen müsse, damit er gesund bleibe. Und so hat man die ganze Ernährung so eingerichtet, dass man diejenigen Speisen vorgeschrieben hat, die man essen soll, um die nötige Menge Eiweiß in den Körper zu bekommen. Man hat also geglaubt, 120 Gramm seien nötig.

Heute ist ja die Wissenschaft von dieser Ansicht gänzlich zurückgekommen. Sie weiß heute, dass wenn der Mensch so viel Eiweiß isst, er da nicht nur seinem Gesundsein nicht dient, sondern direkt seinem Kranksein dient, weil der größte Teil Eiweiß im menschlichen Darmorganismus fault. So dass also der menschliche Organismus dadurch, dass er im Tag 120 Gramm Eiweiß verzehrt, fortwährend etwas wie faulende Eier im Darm hat, die den Darminhalt furchtbar verunreinigen und die Gifte ausschwitzen, die dann in den Organismus, in den Körper übergehen und nicht nur das im Körper leicht erzeugen, was dann im späteren Alter zur sogenannten Arterienverkalkung führt – die meiste Arterienverkalkung kommt nämlich von zu viel genossenem Eiweiß –, sondern was auch den Menschen außerordentlich leicht ansteckbar macht für alle möglichen ansteckenden Krankheiten. Der Mensch ist um so weniger der Ansteckungsgefahr für Krankheiten ausgesetzt – die nötige Menge muss er haben –, je weniger er Überfluss an Eiweiß zu sich nimmt. Wer viel Eiweiß zu sich nimmt, bekommt leichter die ansteckenden Krankheiten, Diphtherie, Blattern, Pocken, als ein Mensch, der nicht so viel Eiweiß zu sich nimmt.

Es ist ja sehr eigentümlich, dass man heute von seiten der Wissenschaft lehrt, nicht 120 Gramm Eiweiß seien nötig, sondern nur 20 bis 50 Gramm. Das ist diejenige Ration, sagt man, die der Mensch eigentlich täglich nötig habe. So schnell hat sich die Wissenschaft in Bezug auf ihre Ansichten in zwei Jahrzehnten geändert. Sie sehen also, wie viel eigentlich darauf zu geben ist, wenn irgend etwas sozusagen wissenschaftlich festgestellt ist. Denn passiert es Ihnen zufällig, dass Sie sich über diesen Gegenstand unterrichten sollen, und Sie nehmen ein Konversationslexikon in die Hand, das zwanzig Jahre alt ist, dann lesen Sie in dem betreffenden Kapitel, Sie müssten 120 Gramm Eiweiß haben; bekommen Sie eine spätere Auflage in die Hand, dann lesen Sie: 20 bis 50 Gramm, und wenn Sie mehr hätten, würden Sie überhaupt krank davon. Sie sehen also, wie es im Grunde genommen mit den wissenschaftlichen Wahrheiten eigentlich steht. Man wird unterrichtet darüber, was man für wahr oder falsch anzusehen hat, je nachdem, welche Auflage des Konversationslexikons man in die Hand bekommt. All das weist eben darauf hin, dass man sich über solche Dinge, die ins Geistige hineingehen, überhaupt nicht auf diese Weise klar werden kann. Und das ist natürlich ein Anlass dazu, wenn man sich die Sache wirklich überlegt, dass man gerade ins Geistige hineingehen muss, wenn man verstehen will, was geschieht, wenn der Mensch Eiweiß zu sich nimmt. Aber es ist dasjenige Nahrungsmittel, welches unbedingt noch in den Därmen, im Unterleibe verarbeitet werden muss, und der Unterleib selbst muss die Kraft haben, dieses Eiweiß zu verarbeiten. Sie wissen ja, das Eiweiß ist, namentlich was das frische Eiweiß anbelangt, halbflüssig. Alles Eiweiß ist halbflüssig. Zu allem Halbflüssigen hat der menschliche Ätherleib seinen

Zugang. Der menschliche Ätherleib kann nichts machen mit demjenigen, was fest ist, sondern nur mit dem, was flüssig ist. So dass also der Mensch alle Nahrung, die er zu sich nimmt, im flüssigen Zustand nehmen muss.

Nun werden Sie sagen: Wenn der Mensch Salz nimmt, Zucker oder so etwas, ist es ja fest. – Aber es wird ja gleich aufgelöst! Dazu haben wir ja gerade den Mundsaft. Das Feste, was den eigentlichen physischen Körper ausmacht, das darf überhaupt gar nicht von der Außenwelt in den menschlichen Körper hineinkommen. Daher können Sie daraus entnehmen: Sie haben Festes in sich, Sie wissen das; die Knochen sind fest. Aber die Sache ist so: Die festen Knochen werden erst aus dem Flüssigen heraus im menschlichen Körper selber gebildet. Nichts Festes von außen kann jemals in den menschlichen Körper hinein. Der menschliche Körper muss alles Feste selber aus dem Flüssigen entstehen lassen. Daher können Sie sagen: Wir haben das Feste in uns und das bildet den physischen Körper. Aber der physische Körper ist ganz und gar aus dem Flüssigen heraus gebildet, und für das Flüssige ist der Ätherleib da, der feine Körper, den man nicht sehen kann, der aber den ganzen Menschen durchzieht. Und das Eiweiß muss auch, und zwar im Unterleib, ganz vom Ätherleib verarbeitet werden. Natürlich wirken da drinnen, wie ich ihnen schon einmal gesagt habe, auch die anderen geistigen Wesensglieder des Menschen; aber es muss das Eiweiß im Ätherleib verarbeitet werden. Also, das Flüssige ist für den Ätherleib des Menschen da. Nun, daraus schon, dass Sie wissen können: das Eiweiß muss im Unterleib des Menschen verarbeitet werden, können Sie ersehen, dass das Eiweiß eigentlich nicht die allerstärkste Arbeit im Menschen haben kann, denn es braucht ja gar nicht heraufzuarbeiten in den Brustkörper, und vor allen Dingen, es braucht nicht heraufzuarbeiten in den Kopf des Menschen. Sie sehen daraus, dass das Eiweiß nicht als ein

Nährmittel dienen kann, das in allererster Linie in Betracht kommt. Man kann sagen: Der Mensch kann eigentlich unmöglich zu wenig Eiweiß essen, denn im Unterleib ist ja das, was man isst, gleich drinnen; es braucht da nicht viel zu arbeiten. Das Eiweiß wird im Unterleib verarbeitet. Selbst wenn der Mensch nur ganz eiweißarme Nahrung zu sich nimmt, so wird alles Eiweiß sogleich verarbeitet.

Man sieht also daraus, dass der Mensch durchaus die Möglichkeit hat, mit wenig Eiweiß auszureichen. Heute gibt es ja die Wissenschaft schon zu, aber vor Jahren hat man insbesondere die Kinder mit Eiweiß überfüttert. Heute, nicht wahr, sehen wir diejenigen Kinder, die man in den siebziger oder achtziger Jahren mit Eiweiß überfüttert hat; die gehen heute mit Arterienverkalkung herum oder sind schon gestorben an Arterienverkalkung. Es zeigt sich also die Schädlichkeit einer Sache nicht gleich in derselben Zeit, sondern sie zeigt sich eben erst viel später.

Die zweite Art von Nahrungsmitteln sind die Fette. Fette gehen selbstverständlich, wenn man sie isst, auch in den Unterleib hinein. Aber die Fette gehen durch die Gedärme hindurch und wirken auf den Mittelleib des Menschen, auf die Brust sehr stark. So dass also der Mensch für den Mittelleib, die Brustgegend, für die ordentliche Ernährung von Herz, Brust und so weiter unbedingt fettige Stoffe aufnehmen muss.

Daraus ergibt sich, dass der Mensch in seinem Brustgebiet vorzugsweise das Fettige braucht, weil im Brustgebiet die Atmung stattfindet. Was heißt das? Das heißt, der Kohlenstoff, den der Mensch in sich trägt, verbindet sich mit dem Sauerstoff. Wenn sich der Kohlenstoff mit dem Sauerstoff verbindet, braucht man Wärme. Dasjenige, was die Fette machen, indem sie sich selber mit Sauerstoff verbinden, das ist Wärmeerzeugung. So dass also gerade zu dem, was der Mensch in seinem Brustorganismus braucht, die Fette außerordentlich viel beitragen.

Nun kann man sagen: Die Eiweißstoffe haben, wenn sie nicht vom Körper verarbeitet werden, und zwar wenn sie nicht im Unterleib verarbeitet werden, die Neigung zu faulen. Wir haben wirklich, wenn wir Eiweißstoffe in uns haben, die nicht ordentlich verarbeitet werden können, etwas wie faule Eier in unsern Gedärmen. Nicht wahr, Sie kennen ja wohl den Gestank von faulen Eiern, und die Sache ist schon die, dass der Mensch innerlich in seinen Körper hinein, wenn er zu viel Eiweiß nimmt, diesen Faule-Eier-Gestank ausschwitzt. Er durchdringt sich ganz mit diesem Faule-Eier-Gestank. Ja, wenn Sie Eier stehen lassen, dann werden sie eben faule Eier, dann stinken sie eben wie faule Eier. Und der Teil, den der Körper nicht verarbeitet hat, der wird natürlich auch im Körper stinken; aber der andere Teil, der verarbeitet wird, der wird nicht stinken, sondern der geht in den Körper reinlich über. Das ist aber die Arbeit des Ätherleibes. Der Ätherleib ist dazu da, um dasjenige, was entsteht als fauliger Gestank, zu überwinden und zu beseitigen. Das ist im menschlichen Körper so, dass der Ätherleib der Kämpfer und der Sieger über das Fauligwerden ist. Das Verfaulen wird im Menschen besiegt durch den Ätherleib. Wenn der Mensch nach dem Tode nicht mehr seinen Ätherleib hat, dann fängt er ja an zu faulen. Sie können also da, ich möchte sagen, ganz handgreiflich finden: Der Mensch fault nicht, solange er lebt; sobald er nicht mehr lebt, fault er. Woher kommt das? Weil der Ätherleib fort ist, wenn der Mensch tot ist! Der Ätherleib ist also derjenige Teil im Menschen, der das Faulen verhindert. Wir haben also fortwährend in uns den Kampf gegen das Faulen, und derjenige, der da kämpft gegen das Faulen, ist unser Ätherleib.

Also ich denke, wer das alles durchdenkt, der muss mit höchster Klarheit bloß durch die äußerliche Betrachtung finden, dass ein Ätherleib da sein muss, dass überhaupt ein Ätherleib überall da sein muss. Denn denken Sie sich nur, überall werden auf der Erde Eiweißstoffe erzeugt, die verfaulen. Es müsste ja die Erde bis zum Himmel hinauf stinken, wenn nicht der Äther da wäre und dieses Faulende immer wieder vertriebe. Also innerhalb und außerhalb des menschlichen Organismus ist es der Äther, der fortwährend kämpft gegen das Faulwerden der Eiweißstoffe. Das muss durchaus berücksichtigt werden.

Wenn wir zu den Fetten übergehen, dann müssen wir sagen: Die Fette werden nicht faul, aber sie werden ranzig – das wissen Sie alle, wenn Sie Fette draußen irgendwie einmal haben stehen lassen –, selbst die Butter wird ranzig. Also Fette haben die Eigentümlichkeit, ranzig zu werden. Nun, wenn Sie Butter haben stehen lassen, da werden Sie nicht sagen können: Das ist eine ranzige Butter oder eine gute, frische Butter –, wenn Sie nicht darauf geschult sind, es ihr anzusehen. Aber wenn Sie die Butter auf die Zunge bringen und sie schmecken, dann wissen Sie sofort, die Butter ist ranzig. Das hat also etwas zu tun mit dem Bewusstsein, mit der Empfindung. Das Faulsein, das hat etwas zu tun mit dem Riechen, mit dem Äußerlichen, das können Sie riechen. Es ist natürlich bei faulen Eiern anders als beim Rosenduft, aber jedenfalls riechen Sie es. Nicht aber eben das Ranzigwerden. Das Ranzigwerden ist etwas, wo man die Bezeichnung von etwas mehr Innerlichem nimmt, vom Schmecken.

Das weist schon darauf hin, dass das mit der inneren Empfindung viel mehr zu tun hat als dasjenige, was das Faulige bei den Eiern ist. Mit alledem, was im Bewusstsein Empfindung ist, hat physisch der menschliche Mittelleib, der Brustleib zu tun, aber geistig der Astralleib. Und Sie wissen ja, im Brustkorb ist eben dasjenige, was luftartig wirkt. Wir atmen die Luft ein. Wir verarbeiten die Luft. Im Brustkorb ist die Luft am richtigen Platze. In dem andern Teil des menschlichen Körpers dürfen nur sparsam Gase und Luftarten erzeugt werden. Wenn in den Därmen zu viel Gase erzeugt werden, so entstehen die krankhaften Blähungen, und das ist nicht gesund. Für die eigentliche Gaserzeugung ist der Mittelkörper des Menschen da. Und dasjenige höhere übersinnlich-geistige Glied, das da eingreift – das greift also ein in das Gasförmige –, das ist der menschliche Astralleib. Dieser menschliche Astralleib bekämpft nun in sich das Ranzigwerden der Fette; geradeso wie der Ätherleib das Faulwerden der Eiweißstoffe bekämpft, so bekämpft der Astralleib das Ranzigwerden der Fette. Der Mensch würde fortwährend von seinen eigenen Fetten ein ranziges Aufstoßen haben, würde innerlich sich selber ranzig schmecken, wenn nicht sein Astralleib dieses Ranzigwerden fortwährend bekämpfte. So dass wir in uns diesen Astralleib haben zur Bekämpfung des Ranzigwerdens der Fette.

Sehen Sie, das ist ganz wunderbar, denn Sie können daraus sehen, dass das, was draußen in der gewöhnlichen physischen, materiellen Welt ist, einen ganz anderen Gang nimmt, als was bei uns drinnen ist. Draußen in der physischen Welt werden die Fette unbedingt ranzig. Der Mensch wird zu seinem Heile nicht immer ranzig, nur wenn er innerlich krank wird. Es ist also die Sache die, dass der Mensch im gesunden Zustande seinen Astralleib so hat, dass er nicht ranzig werden kann. Er wird nur ranzig, wenn er zu viel Fett isst, so dass der Astralleib es nicht bewältigen kann, oder wenn durch irgend etwas zu viel Fett erzeugt wird; das wissen die Menschenfresser besser als wir. Aber innerlich nimmt der Mensch schon sein Ranzigwerden wahr. Und man kann sagen: Wenn bei einem Menschen ein starkes Ranzigwerden, das heißt ein viel zu geringes Wirken des astralischen Leibes eintritt, dann hat er fortwährend einen unangenehmen Geschmack im Mund. Dieser unangenehme Geschmack wirkt dann wieder zurück auf den Magen. Und auf diesem Umwege bekommt der Mensch erst Magen- und Darmkrankheiten vom ranzigen Fett in sich selber.

Wenn man an einem Menschen bemerkt, dass er innerlich ranzig wird, so ist es so, dass für das, was er in sich hat an Fetten, die er nicht verarbeitet, ein gutes Heilmittel das Arsen ist. Das Arsen kämpft gegen das Fettwerden, stärkt den Astralleib. Und die Folge ist dann, dass der Mensch dieses Ranzigwerden bekämpfen kann. Das sind Dinge, die außerordentlich wichtig sind. Wenn der Mensch in sich selber die Neigung zeigt, sein faules Eiweiß durch den Ätherleib nicht besiegen zu können, dann wirkt gewöhnlich auf den Menschen außerordentlich stark als ein Heilmittel irgendwelche Verbindung mit Kupfer. Kupfer wirkt also, wenn die Unterleibskrankheiten, Darmkrankheiten direkt bewirkt sind durch das Eiweiß. Wenn Sie aber bemerken, dass durch den Mund, durch den Geschmack etwas sich bemerkbar macht, da hilft es nichts, wenn Sie ihm Kupfer beibringen, sondern da muss es Arsen sein, weil Sie zunächst seinen Astralleib stark machen müssen. Also, dass man eben einfach konstatiert, in diesem oder jenem Teil des Menschen liegen diese oder jene Krankheiten, das tut es nicht, sondern man muss wissen, woher sie kommen. Ob sie von faulem Eiweiß im Darm oder von ranzig gewordenen Fetten kommen, die auf dem Umweg durch den Mundgeschmack wiederum in die Därme und in den Magen hineinwirken.

So sehen Sie also, wir haben in uns das Gegenteil von dem, was diese Stoffe draußen zeigen. Wir haben einen Astralleib, der das Ranzigwerden der Fette bekämpft, während durch die gewöhnliche physisch-materielle Welt die Fette eben einfach ranzig werden. Ein drittes Nahrungsmittel, das der Mensch zu sich nimmt, das sind diejenigen Stoffe, die Kohlehydrate sind. Kohlehydrate sind ja namentlich in der Kartoffel zum Beispiel, in den Linsen und Bohnen und selbstverständlich in allen Getreidearten. Da sind die Kohlehydrate drinnen. In sehr vielen von diesen Stoffen ist auch entweder direkt

Zucker drinnen, den wir ja immer zu unserer Nahrung nehmen, oder aber es wird der Zucker direkt aus diesen Kohlehydraten erzeugt, indem wir das, was wir zum Beispiel mit der Kartoffel in uns hineinnehmen, umbilden. In der Kartoffel ist zum großen Teil Stärke drinnen. Dieser Stärkekleister wird in uns zuerst in Dextrin und dann in Zucker umgewandelt. So dass Sie, wenn Sie Kartoffeln essen, sich eigentlich vom Zucker nähren, denn der Kartoffelkleister, der Stärkekleister wird im menschlichen Körper in Zucker umgewandelt. Nicht wahr, besonders viel von diesem Zucker enthält zum Beispiel die Weintraube, dadurch auch der Alkohol. Das Ganze, was der Alkohol für den Menschen ist, beruht ja eigentlich neben dem Alkohol auf seinem Zuckergehalt. Zucker wird ja namentlich wieder aus dem Alkohol im menschlichen Organismus erzeugt.

Die erste Art von Nahrungsmitteln war also Eiweiß, die zweite Art Fette und die dritte Art Stärke, Zucker. Wir haben gesehen, das Eiweiß wird bearbeitet, indem es nicht faulig wird, in gewissen Quantitäten vom Ätherleib. Die Fette werden bearbeitet, indem sie nicht ranzig werden, vom Astralleib. Nun Stärke und Zucker! Wenn man den Ätherleib anschaut, so muss man sagen: Der ist vorzugsweise im Unterleib tätig. Der Astralleib ist vorzugsweise in der Brustgegend tätig. Nun kommen wir zu etwas anderem. Sie alle kennen ja, ich will nicht sagen durch sich selber, aber dadurch, dass Sie Leute gesehen haben, die nicht so sind wie Sie, die Wirkung des Alkohols, und Sie wissen ja, dass der Alkohol im Menschen eine besondere Eigentümlichkeit hervorbringt, zuerst in dem Rausch, aber davon wollen wir zunächst nicht reden. Aber Sie wissen ja, am nächsten Tag – wir haben auch schon davon gesprochen – kommt der sogenannte Brummschädel, man nennt ihn ja auch Kater. Was bedeutet denn der Brummschädel oder der Kater?

Ja, Sie werden schon aus dem Namen entnehmen können, dass der Brummschädel etwas mit dem menschlichen Kopf zu tun hat. Und wenn Sie am nächsten Tage schildern gehört haben von den Menschen, die eben anders sind als Sie, wie sie ein Räuschchen gehabt haben am Tage zuvor, da werden Sie vorzugsweise klagen gehört haben über den Schädel. Da tut der Schädel weh, und wenn er nicht weh tut, ist er so, als wenn er herunterfallen würde von den Schultern und dergleichen. Was geschieht denn da eigentlich?

Die Aufgabe des Kopfes ist nämlich, vorzugsweise das zu bekämpfen, was Stärke und Zucker wollen. Was wollen denn Stärke und Zucker? Da brauchen Sie ja nur auf den Wein hinzuschauen. Nicht wahr, wenn der Herbst kommt, erntet man den Wein, die Weintrauben ein. Sie werden ausgepresst und nachher gärt die Sache. Das, was dann ausgegoren ist, das wird als Wein genossen. Dadurch nun, dass der Wein eben durch die Gärung Wein geworden ist, hat er die Gärung überwunden. Wenn Sie aber den Wein in den Magen hineinbringen, dann entsteht aus ihm etwas, was wiederum in die Nahrung hineingeht. Der Alkohol wird geradezu zurückverwandelt. Und nun sind die Stoffe, die direkt gären wollen, eben Stärke und Zucker. Stärke und Zucker im menschlichen Organismus wollen vorzugsweise gären. Wenn Sie Alkohol trinken, dann vertreibt der Alkohol im Kopf die Kräfte, welche die Gärung von Zucker und Stärke im Menschen verhindern. Nehmen wir einmal die Geschichte ganz deutlich. Sagen wir, Sie haben am 22. Januar Kartoffeln gegessen, Bohnen gegessen und Alkohol dazu getrunken. Nun schön. Hätten Sie keinen Alkohol getrunken, so wäre der Kopf nüchtern geblieben. Kartoffeln und Bohnen enthalten Stärke und Zucker, der aus der Stärke entsteht; der Kopf hätte die Kraft, die Gärung von Stärke und Zucker richtig zu verhindern. Bringen Sie Alkohol hinein, so verliert der Kopf die Fähigkeit, die Gärung von Stärke und Zucker, die Sie mit den Kartoffeln hineingekriegt haben, zu verhindern, und die Kartoffeln und Bohnen und auch die anderen Dinge, Getreidearten zum Beispiel, fangen an in Ihnen zu gären.

Statt dass also die Gärung verhindert wird im Menschen, tritt sie jetzt auf. Und sie tritt auf durch eine Unfähigkeit des Kopfes, die infolge des Alkohols eingetreten ist, so dass also der Mensch jetzt voller Gärungskräfte wird. Da gibt es in Mitteldeutschland, in Thüringen, einen merkwürdigen Volksausdruck. Wenn einer Unsinn redet, da sagt man in Thüringen: Er gärt. In diesen Gegenden hier ist es ja nicht gebräuchlich, wenn einer Unsinn redet, zu sagen, er gärt; aber diejenigen, die schon in Deutschland waren, werden das ja wohl in Mitteldeutschland gehört haben. Und wenn einer immer Unsinn redet, dann nennt man ihn in Mitteldeutschland, in Thüringen, ein altes Gärluder. Die Sache ist also diese, dass das Gären in Mitteldeutschland zusammengebracht wird mit Verwirrtsein im Kopfe, mit Unsinnmachen. Das ist ein sehr guter Volksinstinkt. Man weiß, dass im Menschen zu viel gärt, wenn er zuviel Unsinn redet. Nun, wenn einer Alkohol getrunken hat und einen Brummschädel gekriegt hat, dann redet er nicht den Unsinn, denn er wird still, aber der Unsinn ist in ihm, der brummt in ihm. Es ist also das, was da auftritt, um Stärke und Zucker am Gären zu verhindern, etwas, was der handgreiflichen Wirkung des Alkohols entgegengesetzt ist. So dass man sagen kann: Im menschlichen Kopfe sitzt etwas, was fortwährend dahin arbeitet, dass alles das, was an Stärke und Zucker in ihm ist, am Gären verhindert werden kann.

Nun, im menschlichen Kopf, das leugnet ja kein Mensch, sitzt am stärksten, geradeso wie im Unterleib der Ätherleib, im Mittelleib der Astralleib sitzt, das Ich, das eigentliche Ich. Das ist nun so, dass dieses eigentliche Ich es zu tun hat mit dem Wärmeartigen, geradeso wie mit dem Festen der physische Körper, mit dem Flüssigen der Ätherleib, mit dem Gasförmigen der Astralleib es zu tun hat. Es ist ja so, dass der Mensch bei alledem, was von seinem eigentlichen Ich abhängt, die Wärme in Bewegung bringt. Das ist im menschlichen Körper bis in alle Einzelheiten zu verfolgen. Das eigentliche Ich hängt auch zusammen mit dem Blut, daher ist das Blut wärmeerzeugend. Aber das eigentliche Ich, das, was der Mensch im Bewusstsein erlebt, hängt zum Beispiel auch mit der Drüsenabsonderung zusammen. Daher ist die Drüsenabsonderung nun mit Wärme verknüpft. Das eigentliche Ich ist es auch, das nun vom Übersinnlichen her durch die Kräfte des Kopfes die Gärung verhindert. So dass man sagen kann: Der Ätherleib bekämpft das Faulen der Eiweißstoffe, der Astralleib bekämpft das Ranzigwerden der Fette, das Ich bekämpft das Gären von Zucker und Stärke.

Das ist auch der Grund, aus dem heraus ich Ihnen einmal sagen musste, dass der übermäßige Kartoffelgenuss dem Kopfe schadet. Der übermäßige Kartoffelgenuss hat auf den Menschen den folgenden Einfluss. Sehen Sie, die Kartoffel enthält wenig Eiweiß. Dadurch, dass sie wenig Eiweiß enthält, ist sie eigentlich ein gutes Nahrungsmittel für den Menschen. Und wenn der Mensch Kartoffeln mäßig zu dem anderen hinzu isst, so ist sie eben ein gutes Nahrungsmittel durch ihren geringen Eiweißgehalt. Aber die Kartoffel enthält außerordentlich viel Stärke, die in Zucker verwandelt werden muss im Menschen, zunächst in Dextrin, dann in Zucker. Ich habe Ihnen damals schon gesagt: Wenn der Mensch zu viel Kartoffeln isst, so muss sein Kopf furchtbar viel arbeiten; natürlich, weil der Kopf die Gärung verhindern muss. Daher werden die Menschen, die übermäßig Kartoffeln essen und daher ihren Kopf zur Verarbeitung der Kartoffelgärung furchtbar anstrengen müssen, kopfschwach. Namentlich die mittleren Partien des Hirns werden schwach; es bleiben nur die vorderen Partien des Hirns, die sich wenig anstrengen beim Verhindern der Kartoffelgärung. Und so ist gerade dadurch, dass die Kartoffelnahrung in der neueren Zeit vielfach verbreitet worden ist, der Materialismus gekommen, weil der im Vorderhirn erzeugt wird.

Es ist ja so eigentümlich: Man glaubt, der Materialismus sei eine logische Sache. In gewisser Beziehung ist der Materialismus in der neueren Zeit nichts anderes als die Folge vom Kartoffelessen! Nun, nicht wahr, an sich haben es die Leute nicht gern, wenn sie bloß von Kartoffeln leben sollen; aber den Materialismus haben sie dann gern. So dass sie eigentlich in einem Widerspruch sind. Wenn man richtig Materialist sein wollte, müsste man eigentlich anraten, überall die Kartoffelnahrung zu verbreiten, denn es wäre das allerbeste Überzeugtwerden vom Materialismus, nicht wahr? Das ist ja etwas, was bei den meisten Menschen doch nicht gelingt. Wenn aber die materialistischen Monisten, der Monistenbund so recht wirksam kämpfen wollte, so müsste er eigentlich dafür sorgen, dass die anderen Nahrungsmittel möglichst durch Kartoffelnahrung ersetzt werden. Dann würde der Monistenbund ganz furchtbare Erfolge verzeichnen. Wenn auch nicht ganz schnell, so doch im Laufe von einigen Jahrzehnten, könnte der Monistenbund am besten wirken, wenn er auf die Kartoffelnahrung einwirken wollte. Nur würden ihm schon die Leute, auf die er wirken wollte durch die Kartoffelnahrung, einiges auswischen; da könnte er also nicht die besten Erfolge haben!

Aber daraus können Sie eines entnehmen: Die Geisteswissenschaft, die hier getrieben wird, erkennt gerade die richtige Art des Materialismus. Der Materialismus weiß ja gar nichts vom Materiellen; die Geisteswissenschaft erkennt gerade, dass ganz besonders die Kartoffel die richtige Erzeugerin des Materialismus ist. Sie ist ja furchtbar heimtückisch, die Kartoffel, listig, schlau bis zum Exzess. Denn sehen Sie einmal, der Mensch kann von der Kartoffel nur die Knollen essen, nicht einmal die Augen an der Kartoffel – die wirken schon schädlich –, und die Blüte kann er erst recht nicht essen, denn die Kartoffel ist ein Nachtschattengewächs und die Blüten sind giftig. Aber was ist das Gift? Ich habe Ihnen das letzte Mal schon gesagt: In großen Mengen tötet das Gift, in kleinen Mengen, fein verteilt, ist es Heilmittel. Die Kartoffel an sich hat sehr viel Stärkekleister in sich, besteht fast nur aus Stärkekleister. Sie könnte gar nicht leben, weil der Stärkekleister furchtbar schädlich wirken würde; da zieht sie zu gleicher Zeit aus der Welt das Gift an und vernichtet die schädliche Wirkung bei sich selber. Deshalb nenne ich sie schlau und listig. Sie selber hat ihr Gift, durch das sie für sich die Schädlichkeit wegnimmt. Aber dem Menschen ist das Gift der Kartoffel besonders schädlich; das gibt sie ihm nicht mit, sie gibt ihm nur dasjenige, was sie selber bei sich durch ihr Gift bekämpft. Es ist das wirklich etwas, was man schon so nennen kann: Die Kartoffel ist ein schlaues, listiges Wesen! Und der Mensch muss sich klar sein darüber, dass, wenn er zu viel Kartoffeln isst, sein Mittelhirn verkümmert und dass sogar, gerade durch den übermäßigen Kartoffelgenuss, die Sinne leiden können.

Wenn einer als Kind oder als ganz junger Mensch zu viel Kartoffeln isst, dann wird sein Mittelhirn außerordentlich schwach. Aber im Mittelhirn sind die Quellen der wichtigsten Sinnesorgane. Im Mittelhirn ist der Vierhügelkörper, sind die Sehhügel und so weiter, und es wird sogar das Sehen geschwächt durch den übermäßigen Kartoffelgenuss, weil das gerade im Mittelhirn seine Quellen hat. Und manche Krankheiten der Augen im Alter gehen davon aus, dass der Mensch gerade als Kind zu viel mit Kartoffeln aufgezogen worden ist. Der Mensch wird dann sehschwach, augenschwach. Es ist ja wirklich so, dass die

Menschen in Europa früher viel weniger im Alter augenschwach geworden sind als jetzt. Und das rührt wiederum davon her, dass außer dem, was sonst auf die Augen wirkt – aber das wirkt nicht einmal so stark, weil es nicht innerlich wirkt, elektrisches Licht und so weiter –, eben der übertriebene Kartoffelgenuss sehr schädlich auf die Augen, auf das Sehvermögen und sogar auf das Geschmacksvermögen wirkt – sogar auf das Geschmacksvermögen! Sehen Sie, da kommt nämlich das Folgende heraus. Nehmen Sie an, der Mensch isst schon in der Kindheit zu viel Kartoffeln. Bei einem solchen Menschen werden Sie im späteren Lebensalter sehr häufig das auftreten sehen, dass er nie weiß, wann er genug hat, weil sein Geschmack verdorben ist durch den Kartoffelgenuss, währenddem ein Mensch, der nicht zu viel Kartoffeln gegessen hat, richtig durch seinen Instinkt weiß, wann er genug hat. Also der Instinkt, der mehr ans Mittelhirn gebunden ist, wird eben verdorben durch den übermäßigen Kartoffelgenuss. Das ist dasjenige, was besonders stark in der neueren Zeit hervorgetreten ist.

Aber aus alledem, was ich Ihnen gesagt habe, sehen Sie nun, dass der Mensch ganz besonders darauf bedacht sein muss, dass er stark genug ist, erstens das Faulwerden der Eiweißstoffe zu überwinden, zweitens das Ranzigwerden der Fette, drittens das Gären von Stärke und Zucker.

Nun habe ich Ihnen ja schon das letzte Mal gesagt, ganz Antialkoholiker kann der Mensch nicht sein, denn wenn er gar keinen Alkohol trinkt, so wird Alkohol in ihm selber erzeugt. Aber dieser Alkohol bleibt im Unterleib; der geht nicht bis zum Kopf hinauf, weil der Kopf frei sein muss von Alkohol, sonst wird er sogleich als Träger des Ich unfähig, die Gärung, die im Körper ist, in der richtigen Weise zu bekämpfen. Sehen Sie, jetzt können Sie sich eine Idee bilden von der Art und Weise, wie der Mensch zu seiner Naturumgebung steht. Wenn Sie zum Beispiel auf das überall faulende Eiweiß hinsehen – es verfaulen ja die Tiere, es verfaulen die Pflanzen –, so müssen Sie sagen: Überall ist auch Äther, der das nach und nach wiederum ausgleicht. Wenn Sie hinsehen auf die Fette, die ja auch in den Pflanzen sind, die überall sind, so müssen Sie sagen: Diese Fette würden nach und nach alles Lebendige unfähig machen zu leben, das Tierische und das Menschliche, wenn nicht im Astralleib ein Bekämpfer des Ranzigwerdens da wäre. Der Mensch bekämpft also eigentlich dasjenige, was draußen in der Natur ist. Und wenn der Mensch stirbt, da gehen von ihm der Ätherleib, der Astralleib und das Ich fort. Vom physischen Leib gehen sie fort. Der Mensch geht dann in die geistige Welt hinüber. Was geschieht dann? Nun, Sie wissen ja, was da geschieht. Der Leichnam geht dann sofort über in Faulwerden, zugleich in Ranzigwerden und zugleich in Gärung, nur dass eben das Faulwerden natürlich mehr gesehen wird, eigentlich mehr gerochen wird, weil man ja mit zugestopften Nasen sehr selten herumgeht. Also das Fauligwerden wird leicht gerochen. Aber sich irgendwie über ein Grab legen und kosten, ob das Fett des betreffenden Leichnams ranzig geworden ist, das tut man gewöhnlich nicht, und deshalb weiß man gewöhnlich nichts davon. Und die Gärung, die aber stattfindet, studiert man erst recht nicht. Also tatsächlich ist das der Fall, dass dadurch, dass das Ich fortgeht, der menschliche Leib in Gärung übergeht, dadurch, dass der Astralleib fortgeht, der menschliche Leib in das Ranzigwerden übergeht, und dadurch, dass der Ätherleib fortgeht, der menschliche Leib in Fäulnis übergeht. Das trägt der Mensch fortwährend in sich, aber während er auf der Erde lebt, bekämpft er es fortwährend. Derjenige, der da leugnet, dass im Menschen geistig der Ätherleib, der Astralleib und das Ich sind als wirkliche geistige Wesenheiten, der muss eben gefragt werden: Was stellst du dir denn eigentlich vor, warum fault denn der Mensch nicht?

Warum gärt er denn nicht? Warum wird er denn nicht ranzig? Das müsste er nämlich werden, wenn er so wäre, wie der bloße physische Leib ist!

Was tut aber unsere Wissenschaft? Unsere Wissenschaft wartet mit ihrem Studium, bis der Mensch gestorben ist. Denn das, was sie vom lebendigen Menschen weiß, das ist nämlich herzlich wenig gegen das, was sie eigentlich von der Anatomie weiß, wenn der Mensch Leiche ist, gestorben ist. Alles das, was Sie eigentlich lernen können, das bezieht sich nur auf den Leichnam. Es wartet unsere Wissenschaft immer auf den Leichnam. So dass also diese Wissenschaft überhaupt vom wirklichen Menschen, der da lebt, gar nichts wissen kann, weil sie diesen gar nicht berücksichtigt. Und gerade das ist der Schaden unserer Wissenschaft – seit dem 17. Jahrhundert ist es ja eigentlich erst so –, dass sie ihre ganze Erkenntnis im Grunde genommen nur vom Leichnam her hat. Aber der Leichnam ist nicht mehr der Mensch, denn man muss fragen: Was macht, dass, während der Mensch lebt, der Leichnam, den er ja auch im Leben an sich trägt, sich als Leichnam nicht so benimmt, dass er fault, gärt und ranzig wird? Gerade wenn man den lebenden Menschen wirklich betrachtet, so kommt man schon auf diese geistigen, auf diese übersinnlichen Glieder der Menschennatur. Und dann merkt man auch, dass das Ich vorzugsweise im Kopfe wirkt, dass der astralische Leib vorzugsweise in der Brust wirkt und dass der Ätherleib vorzugsweise im Unterleib wirkt. Und die Wissenschaft weiß nicht einmal etwas vom Unterleib, weil sie glaubt, im Unterleib seien ganz dieselben Vorgänge, die draußen in der Natur sind. Das ist eben nicht so.

Nun, es ist interessant, die Dinge, ich möchte sagen, jetzt nicht abgeschlossen in der Studierkammer zu studieren, sondern im Volksleben draußen zu studieren. Es gibt, wie Sie wissen, Bäder, in denen es nach faulen Eiern riecht, zum Beispiel Marienbad. Auch deutsche Bäder gibt es, die eben Schwefelwasserstoff enthalten, wo eben die Sache riecht wie faule Eier. Ja, wirklich: Leute, die sonst Feinschmecker und auch Feinriecher sind, die müssen solche Badeorte aufsuchen. Und warum tun sie das? Warum leben sie da manchmal mehrere Monate im Sommer an Orten, wo es riecht, wie wenn alles durchstreut wäre mit faulen Eiern? Sehen Sie, das ist so: Diese Leute haben nämlich tatsächlich zu viel Eiweißstoff gegessen, und jetzt kommen sie an den Badeort; weil sie mit Haut bedeckt sind und die Sache innerlich ist, so riechen sie selber nicht so, aber wenn man es riechen könnte, so würden sie innerlich furchtbar nach faulen Eiern riechen. Nun kommen also alle diese Leute, die innerlich nach faulen Eiern riechen, nach den Badeorten, wo es nach faulen Eiern riecht, und was geschieht da? Ja, sehen Sie, das eine Mal ist der Faule-Eier-Geruch drinnen, das andere Mal draußen. Das eine Mal, wenn er drinnen ist, merkt es die Nase nicht; das andere Mal, wenn er draußen ist, merkt es die Nase. Kopf und Bauch sind Gegensätze. Was der Bauch an Faule-Eier-Geruch erzeugt, wenn es von der Kopfseite her kommt durch das Riechen, so wird es bekämpft. Und so wird in den Badeorten, die nach faulen Eiern riechen, der innerliche Faule-Eier-Geruch bekämpft.

Das ist besonders für den sehr stark bemerkbar, der einen Sinn hat, solche Beobachtungen zu machen. Ich hatte zufällig an einen solchen Badeort als Junge zu gehen. Ich musste jeden zweiten Tag nach Bad Marienquelle gehen. Da stinkt es also nach faulen Eiern. Während es äußerlich so unangenehm ist, da es so schrecklich riecht, fängt man plötzlich an, sich sehr wohl im Bauch zu fühlen. Wenn man also nicht krank ist, im Bauch keinen Faule-Eier-Geruch hat, so tritt das Gefühl der höheren Lebenslust auf. Der, der sich nicht abstoßen lässt vom Faule-Eier-Geruch, der kann das erleben. Natürlich derjenige, der sich die Nase zuhält, der hat nicht den Gegensatz, der hat nicht diese Frühlingswirkung im Bauch, die man hat, wenn man sich richtig hingibt dem Faule-Eier-Geruch. Und Faule-Eier-Geruch ist zum Beispiel, auch wenn er künstlich erzeugt wird, ein außerordentlich gutes Heilmittel. Er gibt zum Beispiel dem Körper die Kraft, schwindende Muskeln wiederum fest zu machen, stark zu machen. Nun, die Leute lieben dann solche Kuren nicht, aber sie sind in einer gewissen Beziehung außerordentlich nützlich. Denn sehen Sie, wenn äußerlich an den Menschen der Faule-Eier-Geruch herantritt, dann wird es innerlich im Bauch Frühling. Und im Frühling sprießt und sprosst alles, und der Mensch kann wiederum stark werden dadurch, dass er innerlich im Bauch Frühling kriegt.

Das ist dasjenige, was also bei den Leuten eintritt, die sich auf gefräßige Weise während des Winters ihren Bauch verderben. Sehen Sie, wenn einer sich nicht durch Gefräßigkeit im Winter seinen Bauch verdirbt, dann macht er den Frühling mit, der draußen ist. Gerade der Unterleib macht ja den Frühling in einer außerordentlich starken Weise mit. Aber wenn man den Frühling richtig miterleben will draußen in der Natur, dann muss man möglichst wenig solche Sachen essen wie Gänseleberpasteten und so weiter. Hat man viel Gänseleberpasteten gegessen, dann wird es im Bauche des Menschen nicht Frühling, sondern dann bleibt es im Bauche des Menschen eigentlich so, wie es unter der Erde im Winter ist – nicht wie es auf der Erde ist, sondern wie es unter der Erde ist. Da ist es warm, da tut man ja die Kartoffeln in die Gruben hinein. Aber es wird alles faul im Menschen dadurch, dass die Wärme aufgespeichert wird im Bauche; da wird es im Menschen nicht Frühling. Und dann muss man sich einen künstlichen Frühling suchen im Faule-Eier-Geruch.

So ist der Gegensatz zwischen dem Ich und dem Ätherleib. Das Ich und der Ätherleib müssen sich im Menschen gegenseitig ausgleichen. Sie sehen daraus, dass, wenn man nur wirklich in der Natur studiert, wenn man also mit offenen Sinnen in einen Badeort geht, der da Faule-Eier-Geruch hat, Schwefelwasserstoff, so lehrt einen die Empfindung des Frühlings im Bauche, wie eigentlich innerlich das Gegenteil davon wirkt im Fauligwerden des Eiweißstoffes.

fest:	physischer Körper		
flüssig:	Ätherleib	Eiweiß:	Ätherleib, Unterleib
gasförmig:	Astralleib	Fette:	Astralleib, Brust
wärmeartig:	Ich	Stärke, Zucker:	Ich

Ätherleib bekämpft das Faulen
Astralleib bekämpft das Ranzigwerden
Ich bekämpft das Gären

Ich habe Ihnen da eine Ergänzung liefern wollen zu dem, was ich das letzte Mal sagte. Sie wissen, ich habe Ihnen gesagt: Wenn einer gewisse Gifte zu sich genommen hat, muss er flüssiges Eiweiß als Gegenmittel nehmen. Es werden eben diejenigen Dinge, die gesund sind, Gifte, wenn sie im Körper nicht richtig behandelt werden, wenn sie zu viel hineinkommen. Es kann also sogar das Eiweiß einen Giftstoff im Menschen vertreiben, aber das Eiweiß ist selber giftig, wenn es fault im Körper, wenn zu viel in den Körper hineinkommt. So nahe aneinander ist also Ernährung und Vergiftung. Und Sie werden ja selber schon gehört haben, wie Übermaß in der Ernährung zur Vergiftung werden kann. Ein großer Teil von Krankheiten sind ja Ernährungskrankheiten, das heißt, es ist bei der Ernährung keine Rücksicht darauf genommen, dass die betreffenden Stoffe nur in einer bestimmten Menge hineinkommen dürfen, wenn sie verarbeitet werden sollen.

Kapitel V:
Gesunde Ernährung und Lebensmittelqualität

Dieses Kapitel führt das Thema des vorangegangenen fort und erweitert es zugleich. Ein Aspekt betrifft die Art und Weise, wie unsere Lebensmittel erzeugt werden, ein anderer das menschliche Gespür – vor allem auch bei Kindern –, jeweils das zu essen, was man benötigt, ein Gespür, das allerdings zunehmend verloren geht.

Ich möchte heute einiges noch beifügen zu dem, was vorigen Donnerstag auf die Frage von Herrn Burle gesagt werden konnte. Ich habe also auseinandergesetzt, wie vier Dinge zur Ernährung für jeden Menschen notwendig sind: Salze; dasjenige, was man Kohlehydrate nennt, was also vorzugsweise in Kartoffeln enthalten ist, was aber auch ganz besonders enthalten ist in den Körnerfrüchten unserer Felder, und auch in den Hülsenfrüchten. Und dann, sagte ich, braucht der Mensch außerdem Fette; und er braucht Eiweiß. Aber ich habe Ihnen auseinandergesetzt, wie ganz verschieden die Ernährung ist beim Menschen in Bezug auf Eiweiß zum Beispiel und, sagen wir, Salz. Das Salz nimmt der Mensch in seinen Körper bis zum Kopfe hin so auf, dass es Salz bleibt, dass es sich eigentlich nicht anders verändert, als dass es aufgelöst wird. Aber es behält seine Kräfte als Salz bei bis in den menschlichen Kopf hinein. Dagegen das Eiweiß, also dasjenige, was wir im gewöhnlichen Hühnerei haben, was wir aber auch in den Pflanzen haben, dieses Eiweiß, das wird sogleich im menschlichen Körper, noch im Magen und in den Gedärmen, vernichtet, bleibt nicht Eiweiß. Aber jetzt hat der Mensch die Kraft aufgewendet, dieses Eiweiß zu vernichten, und die Folge davon ist, dass er auch wieder die Kraft bekommt, weil er Eiweiß vernichtet hat, Eiweiß wieder herzustellen; und so macht er sich sein eigenes Eiweiß. Er würde es sich aber nicht machen, wenn er nicht erst anderes Eiweiß zerstören würde.

Stellen Sie sich einmal vor, wie das beim Eiweiß ist. Denken Sie sich einmal, Sie sind ein ganz verständiger Mensch geworden und sind so gescheit, dass Sie sich die Geschicklichkeit zutrauen, eine Uhr zu machen, Sie haben aber nichts gesehen als eine Uhr, wie sie von außen ausschaut – nun, da werden Sie nicht gleich eine Uhr machen können. Aber wenn Sie es riskieren, die Uhr ganz zu zerlegen, ganz auseinanderzunehmen, in ihre einzelnen Stücke zu zerlegen und sich dabei merken, wie die Geschichte zusammengesetzt war, dann lernen Sie aus dem Zerlegen der Uhr, wie Sie sie wiederum zusammensetzen müssen. So macht es der menschliche Körper mit dem Eiweiß. Er muss das Eiweiß in sich hineinbekommen, er zerlegt es ganz. Das Eiweiß besteht nämlich aus Kohlenstoff, Stickstoff, Sauerstoff, Wasserstoff und Schwefel; das sind die wichtigsten Bestandteile vom Eiweiß. Das Eiweiß wird nun ganz zerlegt; so dass der Mensch in sich nun nicht Eiweiß hat, wenn die Geschichte in die Gedärme kommt, sondern Kohlenstoff, Stickstoff, Sauerstoff, Wasserstoff und Schwefel. Sehen Sie, jetzt hat der Mensch das Eiweiß zerlegt, wie man eine Uhr zerlegt. – Sie werden sagen: Ja, aber wenn man einmal eine Uhr zerlegt, so kann man sich das ja merken, um weitere Uhren zu machen; und man braucht ja nur ein einziges Mal Eiweiß essen und kann dann immer wieder Eiweiß machen. – Das ist aber nicht wahr, weil der Mensch ein Gedächtnis hat als ganzer Mensch; aber der Körper als solcher hat nicht ein solches Gedächtnis, dass er sich etwas merken kann, sondern der Körper verwendet die Kräfte zum Aufbauen. Also, wir müssen immer wieder von neuem Eiweiß essen, damit wir das Eiweiß herstellen können.

Nun ist es so, dass der Mensch etwas sehr, sehr Kompliziertes macht, wenn er selber sich sein Eiweiß fabriziert.

Nämlich er zerlegt zuerst das Eiweiß, das er isst; dadurch bekommt er den Kohlenstoff überall in seinen Körper hinein. Nun wissen Sie: Den Sauerstoff ziehen wir aber auch aus der Luft heran. Der vereinigt sich mit dem Kohlenstoff, den wir in uns haben. Diesen Kohlenstoff haben wir im Eiweiß und in den anderen Nahrungsmitteln. Da atmen wir zunächst Kohlenstoff in der Kohlensäure wieder aus. Aber einen Teil behalten wir zurück. Jetzt haben wir in unserem Körper Kohlenstoff und Sauerstoff miteinander drinnen; so dass wir nicht den Sauerstoff beibehalten, den wir gegessen haben mit dem Eiweiß, sondern wir vereinigen mit dem Kohlenstoff den Sauerstoff, den wir eingeatmet haben. Wir bauen also unser Eiweiß in unserem Inneren nicht so auf, wie es sich die Materialisten vorstellen: dass wir recht viel Hühnerei essen, das verteilt sich im ganzen Körper, und nachher haben wir das Hühnerei, das wir gegessen haben, im ganzen Körper ausgebreitet. Das ist nicht wahr. Wir sind schon bewahrt durch die Organisation unseres Körpers, dass, wenn wir Hühnerei essen, wir alle verrückte Hühner würden. Nicht wahr, wir werden nicht alle verrückte Hühner, weil wir schon in den Gedärmen das Eiweiß vernichten. Statt des Sauerstoffes, den es gehabt hat, nehmen wir den Sauerstoff aus der Luft. Den hat man jetzt da. Sehen Sie, mit dem Sauerstoff atmen wir, weil in der Luft immer auch Stickstoff ist, den Stickstoff ein. Und auch den Stickstoff verwenden wir nicht, den wir mit dem Hühnerei essen, sondern wiederum den Stickstoff, den wir aus der Luft einatmen. Den Wasserstoff, den wir mit dem Hühnerei essen, den verwenden wir schon gar nicht, sondern jenen Wasserstoff, den wir durch die Nase bekommen und durch die Ohren, gerade durch die Sinne; das machen wir zu unserem eigenen Eiweiß. Und Schwefel – den bekommen wir fortwährend aus der Luft. Also Wasserstoff und Schwefel bekommen wir auch aus der Luft. Von dem Eiweiß, das wir essen, behalten wir überhaupt nur den Kohlenstoff. Das andere verwenden wir so, dass wir das nehmen, was wir aus der Luft bekommen.

Also sehen Sie, so ist es mit dem Eiweiß. Und in einer ganz ähnlichen Weise ist es auch so mit dem Fett. Unser eigenes Eiweiß machen wir uns selber, wir verwenden nur den Kohlenstoff vom fremden Eiweiß; und unser eigenes Fett machen wir uns auch selber. Wir verwenden auch dazu im Grunde genommen nur sehr wenig von dem Stickstoff, den wir aufnehmen durch die Nahrung, für die Fette. Also, die Sache ist so, dass wir Eiweiß und Fett auf eigene Weise erzeugen. Nur dasjenige, was wir in den Kartoffeln, Hülsenfrüchten, Körnerfrüchten aufnehmen, das geht in den Körper über, und zwar dasjenige, was wir mit den Körnerfrüchten und mit den Kartoffeln aufnehmen, nicht vollständig, man möchte sagen, nur bis zu den unteren Partien des Kopfes. Was wir aufnehmen mit den Salzen, das geht in den ganzen Kopf über, und daraus bilden wir uns dann das, was wir für unsere Knochen brauchen.

Sehen Sie, deshalb, weil das so ist, müssen wir dafür sorgen, dass wir namentlich gesundes Pflanzeneiweiß in unseren Körper hineinbringen! Gesundes Pflanzeneiweiß, das ist dasjenige, wovon unser Körper sehr viel hat. Wenn wir Hühnereiweiß in unseren Körper hineinbringen, kann unser Körper schon ziemlich faul sein, ein träger, fauler Körper sein: Er wird es leicht zerstören können, weil das leicht zerstört ist. Das Pflanzeneiweiß, also dasjenige Eiweiß, das wir mit den Früchten der Pflanzen kriegen – in den Pflanzen ist es hauptsächlich drinnen, wie ich Ihnen vorgestern sagte –, das ist für uns ganz besonders wertvoll. Daher ist es für einen Menschen, der sich gesund halten will, wirklich notwendig, dass er in gekochtem oder rohem Zustande Früchte zu seiner Nahrung hinzu hat. Früchte muss er haben. Wenn ein Mensch ganz vermeidet, Früchte zu essen, so ist das so, dass er eigentlich nach und nach übergeht zu einer ganz trägen inneren Verdauung seines Körpers.

Nun sehen Sie, da handelt es sich aber auch darum, dass wir die Pflanzen selber in der richtigen Weise ernähren! Da müssen Sie bedenken, wenn wir die Pflanzen in der richtigen Weise ernähren wollen, dass die Pflanzen etwas Lebendes sind. Die Pflanzen sind keine Mineralien, die Pflanzen sind etwas Lebendes. Und wenn wir eine Pflanze bekommen, so bekommen wir sie ja aus dem Samen, der in den Boden hineingegeben wird. Die Pflanze kann nicht ordentlich gedeihen, wenn sie nicht den Boden selber ein bisschen lebendig kriegt. Und wie macht man ihn lebendig? Man macht den Boden lebendig, indem man ihn ordentlich düngt. Also, das ordentliche Düngen, das ist dasjenige, was uns wirklich richtiges Pflanzeneiweiß liefert.

Und da wiederum müssen Sie Folgendes bedenken. Sehen Sie, durch lange, lange Zeiten hindurch haben die Menschen gewusst: Richtiger Dünger ist der, der aus den Ställen kommt, aus dem Kuhstall und so weiter, richtiger Dünger ist der, der aus der Wirtschaft selber heraus kommt. Aber in der neueren Zeit, wo alles materialistisch geworden ist, haben die Leute gesagt: Ja, man kann ja die Sache so machen, dass man nachschaut, welche Stoffe in dem Dünger drinnen sind, und dann nehmen wir das aus dem Mineralreich – den mineralischen Dünger.

Ja, sehen Sie, wenn man mineralischen Dünger verwendet, so ist das gerade so, wie wenn man bloß Salze in den Boden bringt; da wird bloß die Wurzel kräftig. Da kriegen wir dann also aus der Pflanze bloß dasjenige heraus, was in den menschlichen Knochenbau geht. Wir kriegen aber aus der Pflanze nicht ein richtiges Eiweiß heraus. Daher leiden die Pflanzen, unsere Feldfrüchte, seit einiger Zeit alle an einem Eiweißmangel. Und der wird immer größer und größer werden, wenn die Leute nicht wiederum zu ordentlichem Düngen kommen.

Sehen Sie, es haben schon Versammlungen von Landwirten stattgefunden, da haben die Landwirte gesagt – aber sie wussten natürlich nicht, aus welchen Gründen –: Ja, die Früchte, die werden immer schlechter und schlechter! – Und wahr ist es. Wer alt geworden ist, der weiß, dass, als er noch ein junger Kerl war, eigentlich alles besser war, was die Felder hervorgebracht haben. Man kann eben nicht so denken, dass man einfach den Dünger zusammensetzt aus den Stoffen, aus denen der Kuhmist besteht, sondern man muss sich klar sein: Dadurch, dass der Kuhmist nicht aus dem Laboratorium vom Chemiker kommt, sondern aus dem viel, viel wissenschaftlicheren Laboratorium, das in der Kuh drinnen ist – das ist ein viel wissenschaftlicheres Laboratorium –, dadurch kommt es, dass der Kuhdünger eben doch dasjenige ist, was nicht bloß die Wurzeln der Pflanzen stark macht, sondern bis in die Früchte hinauf stark wirkt, dadurch ordentliches Eiweiß in den Pflanzen erzeugt und der Mensch davon ganz kräftig wird.

Wenn man nur immer düngen würde mit mineralischem Dünger, wie man es in der neueren Zeit liebt, oder gar mit Stickstoff, der aus der Luft erzeugt wurde – ja, da werden schon Ihre Kinder und noch mehr Ihre Kindeskinder ganz bleiche Gesichter haben. Sie werden die Gesichter nicht mehr von den Händen, wenn sie weiß sind, unterscheiden können. Dass der Mensch eine lebhafte Farbe haben kann, eine gesunde Farbe haben kann, hängt eben davon ab, dass die Äcker ordentlich gedüngt werden.

Also Sie sehen, man muss berücksichtigen, wenn man über die Ernährung spricht, wie man überhaupt die Nahrungsmittel gewinnt. Das ist außerordentlich wichtig. Dass der menschliche Körper die Notwendigkeit hat, selber zu begehren dasjenige, was er braucht, das können Sie aus verschiedenen Umständen sehen. Nehmen Sie zum Beispiel nur den Umstand, dass Gefangene, die verurteilt werden zu jahrelanger Strafe – die bekommen gewöhnlich Nahrung, die nicht fettreich genug ist – eine ungeheure Gier nach Fett bekommen, und wenn da irgendwie von einem Licht, das der Gefängniswärter in die Zelle hineinträgt, etwas heruntertropft und auf dem Boden ist, dann bücken sie sich gleich und lecken dieses Fett auf aus dem Grunde, weil der Körper das so ungeheuer stark spürt, wenn er irgendein Nahrungsmittel, das er braucht, eigentlich stark vermißt. Das kommt nicht zum Ausdruck, wenn man immerfort, Tag für Tag ordentlich essen kann. Da kommt es nie dazu, weil der Körper das nicht entbehrt, was er braucht. Aber wenn etwas dauernd durch Wochen hindurch fehlt in der Nahrung, dann wird der Körper außerordentlich gierig danach. Das ist dasjenige, was im Besonderen noch hinzugefügt werden muss.

Nun habe ich Ihnen schon gesagt, dass mit solchem Düngen viel anderes noch zusammenhängt. Sehen Sie, unsere Vorfahren in Europa im 12., 13. Jahrhundert oder noch früher, ja, die haben sich durch manches unterschieden von uns. Das berücksichtigt man gewöhnlich gar nicht! Und unter alledem, wodurch sie sich von uns unterschieden haben, war das, dass sie keine Kartoffeln zu essen bekommen haben. Die Kartoffeln sind erst später eingeführt worden. Die Kartoffelnahrung hat aber einen starken Einfluss ausgeübt auf den Menschen. Sehen Sie, isst man Körnerfrüchte, so werden dadurch insbesondere Lunge und Herz stark. Das verstärkt Lunge und Herz. Der Mensch wird so, dass er einen gesunden Brustkorb hat, und es geht ihm gut. Er ist nicht so erpicht aufs Denken als wie aufs Atmen zum Beispiel; er kann auch etwas vertragen beim Atmen.

Nun noch etwas zu der Frage von Herrn Burle über die Gelbe Rübe; Herr Burle sagte: «Der menschliche Körper verlangt durch seinen eigenen Instinkt das, was er braucht. Kinder haben oft eine Gelbe Rübe in der Hand. Kinder und Große zwingt man manchmal zu einer Speise, welche ihnen nicht gut tut. Ich glaube, dass man das nicht machen sollte, wenn jemand einen Speiseabscheu hat. Ich habe einen Knaben, der mag die Kartoffeln nicht essen.»

Sie brauchen ja nur das eine zu bedenken. Wenn nämlich die Tiere keinen Instinkt hätten für dasjenige, was ihnen gut tut und nicht gut tut, so würden sie alle längst krepiert sein; denn die Tiere kommen ja alle auf der Weide auch an Giftpflanzen heran. Wenn sie nicht genau wüssten, Giftpflanzen können sie nicht fressen, so würden sie sie ja fressen. Sie gehen ja immer an den Giftpflanzen vorbei. Aber es ist noch vieles andere. Die Tiere wählen sich ja mit Sorgfalt dasjenige aus, was ihnen gut bekommt. Haben Sie schon jemals Gänse genudelt oder gestopft? Glauben Sie, dass das die Gänse von selber machen würden? Da zwingen ja nur die Menschen die Gänse dazu, so viel zu fressen. Natürlich, bei den Schweinen ist es schon etwas anderes; aber was glauben Sie, was wir für magere Schweine hätten, wenn man sie nicht zwingen würde, so viel zu fressen! Aber bei den Schweinen ist das noch etwas anderes. Sie haben etwas in der Vererbung aufgenommen, weil man schon die Schweinevorfahren gewöhnt hat an alle die Dinge, die fett machen; die wurden schon früher in der Nahrung aufgenommen. Aber die Urschweine, die musste man dazu zwingen! Von selber nimmt kein Tier auf, was ihm nicht passt. – Nun aber, was hat der Materialismus gemacht? Der glaubt doch nicht mehr an solche Instinkte.

Sehen Sie, ich hatte einen Freund, es war ein Jugendfreund; und als wir zusammen waren, da waren wir ganz leidlich vernünftig mit dem Essen – wir haben sehr häufig zusammen gegessen als junge Leute; wir haben uns halt dasjenige geben lassen, was man so isst und von dem man glaubt, wie man sagt, dass es anschlägt. Nun, wie das Leben es so fügt, wir sind auseinander gekommen, und ich kam später nach Jahren wiederum in die Stadt, wo er war, wurde eingeladen bei ihm zu Mittag. Und siehe da: Er hatte neben seinem Teller eine Waage. Da sagte ich zu ihm: Was machst du denn mit der Waage da? – Ich wusste es natürlich, wollte aber hören, was er sagen würde. Er erwiderte: Das Fleisch, das mir gerade dient, das wäge ich mir zu, dass es richtig ist für mich, und den Salat. – Da wog er sich auf der Waage alles zu, was er auf dem Teller haben soll, weil das die Wissenschaft vorgeschrieben hat. Was hat er aber damit getan? Er hat sich allen Instinkt abgewöhnt, wusste zuletzt überhaupt nicht mehr, was er essen sollte! Sehen Sie, was einst im Buch gestanden hat: an Eiweiß braucht der Mensch hundertzwanzig oder hundertfünfzig Gramm – heute ist es so, dass es heißt: nur fünfzig Gramm –, das hat er brav sich abgewogen. Das war gerade falsch!

Natürlich, wenn der Mensch zuckerkrank ist, dann ist es etwas anderes – das ist ganz selbstverständlich –, denn die Zuckerkrankheit, die Diabetes, die beweist immer, dass der Mensch den Instinkt für die Nahrung eigentlich verloren hat.

Also darum handelt es sich: dass, wenn ein Kind die Anlage hat, nur die geringfügige Anlage hat, Würmer zu bekommen, dann tut es nämlich alles mögliche. Sie können manchmal erstaunt sein darüber, wie ein solches Kind sich gerade ein Feld aufsucht, wo Gelbe Rüben sind, und dann werden Sie es finden, Gelbe Rüben essend. Und wenn das Feld weit weg ist, läuft das Kind hin und sucht sich die Gelben Rüben, weil das Kind, das Anlage hat zu Würmern, unbedingt Gelbe Rüben essen will. Und so ist eigentlich das Allernützlichste, was man tun kann: Achtgeben, wie ein Kind anfängt, das oder jenes gern zu essen oder nicht gern zu essen, wenn es entwöhnt ist, wenn es nicht mehr die Milch hat. Sobald das Kind an die äußere Nahrung herankommt, kann man an dem Kinde lernen, was man dem Menschen geben soll. Wenn man erst das Kind zwingt, das zu essen, was man glaubt, dass es essen soll, wird der Instinkt verdorben. Also man soll sich nach dem richten, wonach das Kind Instinkt hat. Natürlich, man muss manches, was gleich zur Unsitte ausschlägt, ja eindämmen, aber da, wo man es eindämmt, muss man beobachten.

Nehmen Sie zum Beispiel ein Kind, von dem Sie bemerken, dass es, trotzdem Sie ihm alles schön geben nach Ihrer Meinung, gar nicht anders kann, wenn es zum ersten Mal zu Tisch kommt, als auf einen Stuhl hinaufzusteigen, sich ein bisschen hinüber über den Tisch zu beugen und ein Stückchen Zucker zu stibitzen Ja, sehen Sie, solch eine Sache muss man in der richtigen Weise auffassen, denn ein solches Kind, das auf einen Stuhl steigt und sich ein Stückchen Zucker stibitzt, hat ganz gewiss etwas in seiner Leber nicht in Ordnung. Einfach das, dass das Kind sich etwas Zucker stibitzt, das beweist, dass irgend etwas in der Leber nicht in Ordnung ist. Nur Kinder, bei denen etwas in der Leber nicht in Ordnung ist – was sogar dann durch den Zucker kuriert wird –, die stibitzen Zucker; die anderen interessieren sich nicht für den Zucker, die lassen ihn stehen. Natürlich darf das nicht zur Unsitte ausarten, aber man muss für so etwas Verständnis haben. Und man kann da in zweifacher Weise Verständnis haben.

Sehen Sie, wenn ein Kind ganz fest fortwährend nur daran denkt: Wann guckt der Vater oder die Mutter nicht hin, dass ich den Zucker nehmen kann –, dann stibitzt das Kind später auch andere Sachen. Wenn man aber das Kind befriedigt, weil man ihm gibt, was es braucht, dann wird es kein Dieb. Also, es hat auch in moralischer Beziehung eine große Bedeutung, ob man solche Dinge beobachtet oder nicht. Das ist sehr wichtig. Und so muss man die

Frage, die Sie jetzt gestellt haben, so beantworten: Man soll gerade achtgeben, was das Kind will oder verabscheut, und es nicht zu dem zwingen, was es nicht will. Denn wenn es zum Beispiel geschieht, was bei sehr vielen Kindern der Fall ist, dass es kein Fleisch essen will, so ist es so, dass das Kind durch das Fleisch Darmgifte bekommt, und die will es vermeiden. Dieser Instinkt ist da. Ein Kind, das an einem Tisch sitzt, wo alle anderen Fleisch essen, und es verweigert das Fleisch, das hat gerade die Anlage, Darmgifte zu entwickeln durch das Fleisch. Das muss man alles berücksichtigen.

Daraus sehen Sie, dass die Wissenschaft überhaupt noch viel feiner werden muss. Die Wissenschaft muss noch viel feiner werden; die ist heute viel zu grob! Mit der Waage und allem, was man im Laboratorium treibt, kann man eigentlich nicht bloß Wissenschaft treiben.

Die Ernährung, die Sie jetzt so vorzugsweise interessiert, die ist schon so, dass man richtig verstehen muss, wie diese Ernährung mit dem Geist zusammenhängt. Da führe ich ja oftmals, wenn die Leute um so etwas fragen oder so etwas wissen wollen, zwei Beispiele an. Denken Sie sich, ein Journalist, der muss ja so viel denken – allerdings unnötig meistens –, aber er muss so viel denken, dass ja der Mensch so viele Gedanken, die logisch sind, gar nicht haben kann. Daher werden Sie finden, dass der Journalist oder überhaupt ein Mensch, der berufsmäßig schreiben soll, den Kaffee liebt, ganz instinktmäßig. Er setzt sich ins Kaffeehaus, trinkt eine Tasse Kaffee nach der anderen und nagt an der Feder, damit etwas herauskommt, das er schreiben kann. Das Federnagen hilft ihm nichts, aber der Kaffee hilft ihm dazu, dass ein Gedanke aus dem anderen hervorgeht, denn es muss sich ja ein Gedanke an den anderen anknüpfen.

Aber sehen Sie, wenn sich einer an den anderen anknüpft, wenn einer aus dem anderen folgt, das ist sehr schädlich bei Diplomaten. Wenn Diplomaten logisch sind, findet man sie langweilig; sie müssen recht unterhaltsam sein. In Gesellschaften, da liebt man es nicht, dass erstens, zweitens, drittens, «und wenn das Erst' und Zweit' nicht wär', das Dritt' und Viert' wär nimmermehr» –, wenn einer so logisch ist! Man darf nicht andere Dinge zum Beispiel in einem Finanzartikel behandeln als Journalist. Aber als Diplomat kann man reden von Tanzbars oder sonstigem zugleich, oder nachher von den Staatsfinanzen des Landes X, und nachher von den Schnecken der Frau Soundso, und nachher kann man gleich übergehen und reden von der Fruchtbarkeit der Kolonien; und nachher: wo das beste Pferd steht und so weiter. Da muss ein Gedanke in den anderen überspringen. Ja, da bekommt man, wenn man in dieser Weise gesellschaftsfähig werden will, den Instinkt, viel Tee zu trinken! Der Tee, der zerstreut die Gedanken; da springt man in Gedanken. Und der Kaffee, der setzt einen Gedanken an den anderen an. Wenn ein Gedanke zum anderen überspringen soll, da muss man Tee trinken! Ja, sehen Sie, beim Diplomaten-Tee – man sagt schon «Diplomaten-Tee»! –, da wird eben Tee getrunken! Der Journalist sitzt im Kaffeehaus, trinkt einen Kaffee nach dem anderen aus. Da sehen Sie schon, welchen Einfluss ein Nahrungs- oder Genussmittel auf das ganze Denken hat! Und so ist es natürlich nicht nur mit diesen Dingen; dies sind sozusagen radikale Dinge – Kaffee und Tee. Aber gerade daran sieht man, dass man darauf achten muss, wie diese Dinge stehen. Das ist sehr wichtig.

Kapitel VI: Die Verdauungsprozesse

Rudolf Steiner nimmt hier die Verdauungsprozesse und ihre Wirkungen genauer unter die Lupe. Wieder einmal erfassen wir nur die halbe Wahrheit, wenn wir diese Prozesse ausschließlich aus einer materialistischen Perspektive betrachten und ihre geistigen Aspekte ignorieren.

Damit Sie ein mehr vollständiges Bild bekommen, will ich noch genauer betrachten, was eigentlich im menschlichen Leibe jeden Tag bei gewissen Vorgängen vor sich geht. Denn man kann höhere Vorgänge nur verstehen, wenn man gewisse niedrige Vorgänge wirklich erkennt. Ich will daher heute noch einmal sowohl von der physischen, materiellen Seite her wie auch von der seelischen Seite her den ganzen Ernährungsvorgang betrachten.

Wir essen; wenn wir essen, dann nehmen wir zunächst die Nahrungsmittel in den Mund. Wir genießen feste und flüssige Nahrungsmittel, die luftförmigen Nahrungsmittel nehmen wir ja durch das Atmen, durch die Lunge auf. Also wir genießen feste und flüssige Nahrungsmittel. Aber wir können in unserem Leib nur Flüssigkeiten brauchen. Daher muss das Feste schon im Munde zu einer Flüssigkeit aufgelöst werden. Das wird zunächst im Munde geleistet. Das kann im Munde, im Gaumen nur dadurch geleistet werden, dass im ganzen Gaumen und überhaupt in der Mundhöhle sich kleine Organe befinden, sogenannte Drüsen, und diese Drüsen, die geben fortwährend den Speichel von sich.

Also Sie müssen sich vorstellen, dass da zum Beispiel an der Seite der Zunge solche kleinen Drüsen sind. Das sind kleine Gebilde, die so angeordnet sind, dass sie, wenn man sie genau unter dem Mikroskop ansieht, so aussehen wie kleine Weintrauben; sie sind so aus Zellen zusammengelagert. Diese Drüsen, die geben den Speichel von sich. Der Speichel löst die Nahrungsmittel auf und durchdringt sie. Die Nahrungsmittel müssen im Munde eingespeichelt werden, sonst taugen sie nichts im menschlichen Organismus.

Nun, da wird eine Tätigkeit ausgeübt – das ist ja eine Tätigkeit, dieses Einspeicheln, dieses Durchdringen der Nahrungsmittel mit dem Speichel –, und diese Tätigkeit nehmen wir wahr, die fassen wir auf im Geschmack. Wir schmecken die Nahrungsmittel während des Einspeichelns durch den Geschmackssinn. So wie wir durch das Auge Farben wahrnehmen, so nehmen wir durch den Geschmackssinn den Geschmack der Speisen wahr.

Also wir können sagen: Im Munde werden die Speisen eingespeichelt, und sie werden geschmeckt. Mit dem Geschmack bekommt man also ein Bewusstsein von den Speisen. Und durch das Einspeicheln werden sie so hergerichtet, dass sie dann vom anderen Leib aufgenommen werden können. Aber im Speichel des Mundes muss ein gewisser Stoff sein, sonst könnten die Nahrungsmittel nicht so zubereitet werden, dass sie dann brauchbar für den Magen sind. Da muss ein gewisser Stoff drinnen sein. Dieser Stoff, der ist auch wirklich drinnen und den nennt man Ptyalin. Also im Munde wird aus den Speicheldrüsen das Ptyalin herausgetrieben. Und dieses Ptyalin ist derjenige Stoff, der zuerst die Nahrungsmittel bearbeitet, damit sie für den Magen brauchbar werden.

Dann gehen durch die Speiseröhre, durch den Schlund, die eingespeichelten, vom Ptyalin bearbeiteten Nahrungsmittel in den Magen hinein. Im Magen müssen sie weiter bearbeitet werden. Dazu muss es im Magen wiederum einen Stoff geben. Der wird vom Magen ausgesondert, hervorgebracht. So wie im Munde der Speichel mit dem Ptyalin, so wird im Magen auch eine Art Speichel hervorgebracht. Nur ist in diesem Speichel des Magens schon ein etwas anderer Stoff drinnen. Der speichelt im Magen noch einmal die Nahrungsmittel ein. So dass wir sagen können: Im Magen, da ist statt des Ptyalin das Pepsin drinnen.

Nun, sehen Sie, im Magen entwickelt sich beim erwachsenen Menschen und auch schon beim siebenjährigen Kinde kein Geschmack mehr. Aber der Säugling, der schmeckt noch im Magen ebenso die Speisen, wie der Erwachsene im Mund die Speisen schmeckt. Da muss man also schon auf das Seelische des Säuglings eingehen, wenn man den Menschen durchschauen will. Der erwachsene Mensch, der bekommt höchstens einen Begriff von diesem Geschmack im Magen, wenn der Magen schon ein bisschen ruiniert ist und die Geschichte aus dem Magen statt nach unten nach oben geht. Dann kriegt der Mensch schon eine Vorstellung davon, dass es im Magen einen Geschmack gibt. Ich setze voraus, dass wenigstens einige von Ihnen das schon durchgemacht haben, dass wiederum etwas, was im Magen schon war, in den Mund herauf zurückkommt, und die werden wissen, dass das dann wirklich schlechter schmeckt als alles dasjenige oder wenigstens das meiste von demjenigen, was man isst. Und dasjenige, was so schmecken würde wie das, was vom Magen zurückkommt, würde man gewiss nicht außerordentlich geschmackvoll finden. Man isst ja solche Dinge nicht, die so schmecken würden wie das, was vom Magen wieder zurückkommt. Aber der Geschmack, der da im Speisebrei ist, der wieder zurückkommt, muss sich doch gebildet haben. Er bildet sich eben im Magen. Nicht wahr, im Munde sind die Speisen bloß einptyalinisiert; im Magen werden sie einpepsinisiert. Und die Folge davon ist, dass sie eben anders schmecken. Mit dem Geschmack ist es überhaupt so eine Sache.

Nehmen Sie einmal an, Sie sind sehr empfindlich und Sie trinken Wasser, so wird das Wasser im Allgemeinen, wenn es nicht gerade verdorbenes Wasser ist, keinen schlechten Geschmack haben. Wenn Sie aber – Sie müssen natürlich etwas dafür empfindlich sein – viel Zucker auf der Zunge zerfließen lassen und die Zunge darauf eingerichtet haben, so kann es Ihnen vorkommen, dass das Wasser säuerlich schmeckt. Mit dem Geschmack ist es eine eigene Sache. Aber so, wie ihn der erwachsene Mensch kennt, bildet er sich nicht im Munde aus, sondern im Magen. Das Kind fühlt, denkt aber natürlich noch nicht; daher kennt es den Geschmack nicht so, wie der erwachsene Mensch seinen Mundgeschmack kennt. Das Kind muss daher solche Nahrungsmittel kriegen, die im Magen drinnen nicht allzu schlecht schmecken. Und das ist eben die Muttermilch oder die Milch überhaupt, aus dem Grunde, weil sie einen nicht allzu schlechten Geschmack im Magen bekommt, weil das Kind verwandt ist mit der Milch. Es ist ja aus dem Leibe heraus geboren, der Milch hervorbringen kann. Also, das Kind fühlt sich verwandt mit der Milch. Daher bereitet ihm die Milch keinen schlechten Geschmack. Das Kind würde aber, wenn es zu früh andere Nahrungsmittel bekommen würde, diese ekelig finden. Der Erwachsene tut das nicht mehr, weil sein Geschmack vergröbert ist. Aber das Kind würde es ekelig finden, weil es nicht mit ihnen verwandt ist, weil das äußere Nahrungsmittel sind.

Nun, sehen Sie, von dem Magen, nachdem die Speisen eingespeichelt sind in dem Magen mit dem Pepsin, gehen die Speisen in den Darm hinein, in den Dünndarm, Dickdarm und so weiter, und der Speisebrei breitet sich im Darm aus.

Ich kann hierher schreiben beim Magen: Kindlicher Geschmack (siehe Schema Seite 103).

Wenn sich nun da der Speisebrei ausbreitet und es geschähe gar nichts mit ihm, ja, da würde er in den Därmen eine harte, steinige Masse werden und er würde den

Menschen zugrunde richten. Da wird etwas anderes mit diesem Speisebrei vorgenommen.

Was da vorgenommen wird, das geschieht zunächst wiederum durch eine Drüse. Im Munde haben wir Drüsen, im Magen Drüsen, und jetzt gibt es eine große Drüse hinter dem Magen. Also wenn der Magen da ist, so ist hinter dem Magen, wenn man den Menschen von vorne anschaut, eine ziemlich große Drüse, und vor dieser Drüse ist dann der Magen. Diese Drüse ist also hinter dem Magen. Und diese Drüse, die man die Bauchspeicheldrüse nennt, die sondert nun wiederum eine Art Speichel ab, und der Speichel geht durch feine Kanäle in die Gedärme. So dass also in den Gedärmen die Speisen ein drittes Mal eingespeichelt werden. Und der Stoff, der da in dieser Bauchspeicheldrüse abgesondert wird, der verwandelt sich sogar im Menschen. Zunächst sondert ihn die Bauchspeicheldrüse ab. Da ist er fast so wie das Pepsin des Magens. Dann aber, auf dem Wege in die Gedärme hinein, verändert er sich. Er wird schärfer. Die Speisen müssen ja jetzt schärfer angefasst werden als früher. Und diese schärfere Art von einem Speichelstoff, der von der Bauchspeicheldrüse abgesondert wird, den nennt man Trypsin. Also wir haben als drittes die Bauchspeicheldrüse. Die sondert ab das Trypsin – wenigstens sondert sie etwas ab, was in den Gedärmen zu dem scharfen Saft des Trypsins wird. Damit wird der Speisebrei ein drittes Mal eingespeichelt. Da geschieht mit ihm also wiederum etwas Neues.

Das kann nicht mehr wahrgenommen werden von dem Bewusstsein des Menschen im Kopfe, wie ich Ihnen das letzte Mal gesagt habe, sondern das, was da aus dem Speisebrei entsteht, das wird jetzt wahrgenommen, geschmeckt oder gefühlt von der Leber und gedacht von den Nieren. Also alles dasjenige, was da drinnen in den Gedärmen vor sich geht, das wird gedacht von den Nieren und wahrgenommen von der Leber. Da sitzt also ein Seelisches drinnen in Nieren und Leber, und das nimmt so wahr, wie der Mensch durch den Kopf wahrnimmt. Nur weiß er nichts davon. Höchstens, wie ich Ihnen das letzte Mal gesagt habe, wenn er träumt; dann kommt eben in einer bildlichen Form die Geschichte zum Bewusstsein. Wie da der Speisebrei sich schlangenartig durchwindet durch die Gedärme und sich immer mit dem Trypsin mischt, das übt einen Reiz aus, und das nimmt der Mensch dann im Traum als Schlangen wahr. Das ist also eine Umsetzung in ein undeutliches, unklares Seelisches, was da der Mensch wahrnimmt.

Nun, die Leber, die nimmt also da die Geschichte wahr mit dem Ptyalin, Pepsin, Trypsin – ich muss das schon so aussprechen, weil die Wissenschaft leider den Sachen so scheußliche Namen gegeben hat, und wenn man schon recht unsympathisch aufgenommen wird von der Wissenschaft, wenn man die Sachen klarlegen will, so würde die Wissenschaft schon ganz kopfstehen, wenn man den Sachen neue Namen geben wollte; man könnte es auch, aber damit die Wissenschaft nicht unnötig kopfsteht, tut man es nicht, gebraucht die alten Namen Ptyalin, Pepsin, Trypsin weiter fort. Es ist also so, dass nun die Sachen zum dritten Mal eingespeichelt werden. Und da liegt ein Leberfühlen zugrunde (siehe Schema Seite 103).

Was das mit diesem Leberfühlen ist, das machen Sie sich dadurch klar, dass Sie sich einmal erinnern, wie es ist – wenn Sie es vielleicht schon einmal getan haben –, wenn man sich eine recht scharfe Zwiebel vor die Nase bringt. Nicht wahr, da kommen die Tränen. Auch wenn Sie Meerrettich vor die Nase bringen, kommen die Tränen. Woher kommt denn das? Das kommt davon her, dass der Meerrettich oder die Zwiebel auf die Tränendrüsen wirken, und die Tränendrüsen sondern dann die bitteren Tränen ab. Ja, sehen Sie, so ungefähr wie die Zwiebel oder der Meerrettich ist dieser in den Gedärmen verlaufende

Speisebrei, und die Leber sondert die Galle ab, so wie die Augen die Tränen absondern. Die Zwiebel muss wahrgenommen werden, wenn sie Tränen hervorrufen soll; man muss sie fühlen. So fühlt die Leber diesen Speisebrei und sondert die Galle ab, die ihm zugesetzt wird. Das ist das Vierte.

Mund:	Geschmack. Ptyalin
Magen:	Kindl. Geschmack. Pepsin
Bauchspeicheldrüse:	Leberfühlen. Trypsin
Leber:	Galle

Nun wird in den Gedärmen, nachdem der Mund durch das Ptyalin, der Magen durch das Pepsin, die Bauchspeicheldrüse durch das Trypsin gewirkt hat, von der Leber aus die Galle dem Speisebrei zugesetzt. Und dann kommt erst das Denken durch die Nieren.

Wenn nun der Speisebrei auf diese Weise zubereitet ist, viermal eingespeichelt ist, dann geht er erst durch die Darmwände in die Lymphröhren hinein und von da in das Blut. Also wir können sagen: Im menschlichen Körper ist ein außerordentlich komplizierter Lebensprozess vorhanden. Vom Mund, bis der Speisebrei in das Blut hineingeht, immerfort wird der Speisebrei umgeändert, damit er in der richtigen Weise nicht nur vom Magen, sondern vom ganzen menschlichen Körper verdaut werden kann.

Jetzt wird aber das wiederum in einer verschiedenen Weise bewirkt. Nicht wahr, Sie können sich sagen, wenn Sie selber – denken Sie nur –, wenn Sie selber im chemischen Laboratorium, selbst wenn Sie ein noch so gescheiter Professor wären, das alles so machen müssten, Sie würden es nicht können, wenn Sie zuerst die Speise mit dem Mundspeichel durchkauen müssten, dann mit dem Magenspeichel, dann mit dem Darmspeichel und zuletzt mit der Galle! Das geschieht alles in Ihnen, Sie machen es fortwährend jeden Tag. Aber wenn Sie es im Laboratorium machen sollten, Sie würden es nicht können. Der Mensch hat zwar einen Verstand, aber dasjenige, was in seinem Bauch verständigerweise zugeht, das geschieht viel gescheiter, als die Menschen überhaupt auf der Erde sind. Und das ist ein sehr weiser, ein sehr gescheiter Prozess, der sich da abspielt. Den kann man nicht so ohne weiteres nachmachen.

Aber Sie werden noch mehr Respekt kriegen vor diesem Prozess, wenn ich Ihnen seine Einzelheiten schildere. Was isst denn der Mensch? Der Mensch isst Pflanzenstoffe, Tierstoffe, Mineralstoffe, und dadurch kriegt er ganz verschiedene Stoffe in seinen Mund und seinen Magen und seine Gedärme hinein, die umgewandelt werden müssen, verändert werden müssen durch die Einspeichelung.

Denken Sie sich, Sie essen Kartoffeln. Woraus besteht die Kartoffel? Die Kartoffel besteht hauptsächlich aus dem, was Sie in der Stärke haben. Sie wissen ja auch, Stärke wird aus der Kartoffel bereitet. Also Sie essen eigentlich Stärke, wenn Sie Kartoffeln essen. Das ist also eines von dem ersten, was Sie essen; Stärke essen wir. Es gibt viele stärkeähnliche Dinge. Die Kartoffel besteht fast ganz aus Stärke, nur mit einzelnen Flüssigkeiten ist die Stärke durchsetzt, namentlich mit Wasser. Und dadurch sieht die Kartoffel eben – weil sie außerdem lebendig ist, nicht tot – so aus, wie sie ist. Sie ist eigentlich lebendige Stärke, die Kartoffel. Aber darum muss sie, wie ich Ihnen gesagt habe, abgetötet werden. Da ist sie also reine Stärke. In den Pflanzen ist überall Stärke drinnen; was Sie aus dem Pflanzenreich essen – überall ist Stärke drinnen.

Was essen Sie noch? Ob Sie es aus dem Pflanzenreich oder aus dem Tierreich nehmen, Sie essen Eiweiß. Eiweiß essen Sie in dem gewöhnlichen Ei; da haben Sie es so, wie es ist, nur etwas abgetötet. Sie essen aber Eiweiß, das beigemischt ist dem Muskelfleisch oder den Pflanzen. Sie essen eigentlich fortwährend Eiweiß. Also, das Zweite ist Eiweiß und eiweißähnliche Stoffe.

Und das Dritte, was Sie essen und was von der Stärke und von dem Eiweiß verschieden ist, das sind Fette. Fette sind andere Stoffe als Stärke und Eiweiß. Fette sind in den Pflanzen weniger als in den Tieren. Es gibt sogenannte Pflanzenfette. Der Mensch braucht entweder aus dem Pflanzenreich oder aus dem Tierreich die Fette, wenn er sich ordentlich nähren soll. Also die Fette sind als Drittes da drinnen in dem, was der Mensch als Nahrungsmittel aufnimmt.

Und als Viertes sind drinnen die Salze. Der Mensch muss immer entweder schon solche Nahrungsmittel zu sich nehmen, die von Natur aus genügend Salze haben oder Salze wenigstens enthalten, oder Sie wissen ja, die Menschen stellen sich ein Salzfaß auf den Tisch, und je nachdem nehmen sie entweder mit den Fingern oder mit dem kleinen Hornlöffel oder mit der Messerspitze das Salz aus dem Salzfaß und setzen es der Suppe oder den anderen Nahrungsmitteln zu. Das wird gegessen. Das haben wir nötig. Das ist das Vierte, was gegessen wird; Salze muss ich schreiben, weil es eben verschiedene Salze sind.

Das kommt eben alles in den Darm hinein, und das wird alles verändert im Darm.

Nun, was entsteht aus dem allem? Dadurch, dass die Speisen gut vorbereitet sind durch den Mundspeichel und Magenspeichel, können sie im Darm zum dritten Male eingespeichelt werden, und sie verhärten nicht, sondern sie verwandeln sich, sie werden etwas anderes.

Stärke:	Zucker
Eiweiß:	flüssiges Eiweiß
Fette:	Glyzerin. Säuren
Salze:	Salze

Was wird die Stärke? Die Stärke wird Zucker. So dass Sie also, wenn Sie Stärke essen, daraus in Ihrem Magen Zucker bekommen. Zucker brauchen wir, wenn wir ihn in uns haben wollen, gar nicht zu essen, aus dem einfachen Grunde nicht – wenn wir genügend viel entwickeln würden –, weil wir ihn selbst machen. Aber es ist schon beim Menschen so, dass er nicht alles machen kann, trotzdem die menschliche Natur sehr viel kann. Und so entwickelt sie eben zu wenig Zucker, bei manchen Menschen sogar viel zu wenig Zucker. Und da muss dann noch extra Zucker zugesetzt werden zu den Speisen, oder da wird zugesetzt, damit das schon in die Gedärme vorbereitet hineinkommt, was sonst im normalen Leben die Gedärme selber machen. Und die Gedärme machen aus Stärke Zucker. Das ist eine große Kunst.

Noch eines: Sie wissen ja, es bekommt Menschen mit schwachem Magen besser, wenn sie kernweiche Eier essen, als wenn sie ganz harte Eier essen. Und noch dazu, wenn die Eier schon etwas stinkig geworden sind, bekommen sie erst recht schlecht. Das Eiweiß ist zwar ein gutes Nahrungsmittel, aber wenn wir es in einem belebten Zustand da in die Gedärme hineinbringen, würde dieses Eiweiß auch in uns stinkig und unbrauchbar. Wir können das Eiweiß in unserem Darm nicht so gebrauchen, wie es da draußen ist. Dieses Eiweiß muss auch umgewandelt werden, und vor allem, es muss aufgelöst werden. Wenn Sie es ins Wasser hineingeben, löst es sich nicht auf. Es muss etwas ganz anderes da sein, damit es sich auflöst. Und ganz besonders stark löst das Trypsin das Eiweiß auf. Also, aus Eiweiß entsteht flüssiges Eiweiß.

Und während flüssiges Eiweiß entsteht, bildet sich im menschlichen Organismus noch etwas; durch die Einwirkung dieses Darmspeichels der Bauchspeicheldrüse, da bildet sich noch etwas. So spaßig es ist, aber es bildet sich nämlich Alkohol. Der Mensch entwickelt in sich Alkohol.

Man braucht gar keinen Alkohol zu trinken, man hat in sich selber einen Quell von Alkohol. In den Gedärmen entsteht Alkohol. Und wenn die Menschen zum Säufer werden, dann ist das nur aus dem Grunde, weil ihre Leber zu gierig wird. Sie begnügt sich nicht, indem sie wahrnimmt den Alkohol, der da ein bisschen gebildet wird in den Gedärmen; sie verlangt mehr Alkohol, und da werden die Menschen zum Säufer.

Sehen Sie, Leute, die das gewusst haben, die haben das sogar als Grund angeführt für das Wein- und Biertrinken. Sie haben gesagt: Da sind solche Antialkoholiker; aber der Mensch kann gar nicht Antialkoholiker sein, weil er selber Alkohol in seinen Gedärmen macht. – Nun, aber das begründet natürlich nicht, dass man deshalb zum Säufer werden muss und zu viel Alkohol trinken soll. Denn wenn man nun zu viel Alkohol trinkt, das heißt, der Leber nachgibt in ihrer Gier nach Alkohol, dann wird sie krank, dann entartet sie durch das alles, wuchert. Die Leber muss doch tätig sein. Die Leber vergrößert sich und die kleinen Drüsen werden aufgeblasen. Und wenn dann die Leber arbeiten muss in der Gallenerzeugung, so erzeugt sie keine ordentliche Galle. Der Speisebrei wird nicht ordentlich in den Gedärmen mit Galle durchsetzt. Er geht als unrichtiger Speisebrei in die Lymphgefäße und in die Blutgefäße. Das kommt ins Herz und greift auch das Herz an. Deshalb haben diejenigen Menschen, die zu viel Bier trinken, eine krankhafte, eine ganz anders aussehende Leber, als diejenigen, die wenig trinken oder sich gar mit dem bisschen Alkohol begnügen in den menschlichen Gedärmen selber, das eigentlich in der Hauptsache schon genügt. Die entartete Leber und das entartete Herz sind eine Folge von zu großem Alkoholgenuss. Daher das Bierherz, das eine große Anzahl der Münchner Bevölkerung hat. Aber es ist immer auch die Leber mit entartet. Sehen Sie, man versteht die Entartung und die verschiedenen Krankheiten, wenn man in dieser Weise hineinschaut in den verschiedenen Verlauf des Speisebreies im Organismus.

Nun habe ich Ihnen gesagt, was entsteht, wenn das Eiweiß flüssig gemacht wird. Da dringt Alkohol in das Eiweiß hinein, und er verhindert das Stinkigwerden. Sie wissen ja, wenn man Lebendiges aufbewahren will, bewahrt man es auch in Spiritus auf, weil der Alkohol, wie man sagt, die Sache konserviert. Es kann sich erhalten. Das Eiweiß kann sich auch im Organismus dadurch erhalten, dass es in Spiritus gesetzt wird durch den Organismus selber. Das ist außerordentlich gescheit.

Aber es sind so feine Vorgänge, die da geschehen, dass der Mensch das alles nicht machen könnte. Wenn er, sagen wir, irgendein menschliches Glied oder einen kleinen Organismus bewahren will, ein kleines Lebewesen bewahren will, so setzt er es in Spiritus und stellt es in seinem naturwissenschaftlichen Kabinett auf. Aber in einer viel feineren, geistreicheren Art macht das in dem menschlichen Darm das Trypsin; das setzt Alkohol ab und setzt das Eiweiß in Alkohol.

Und was geschieht mit den Fetten? Ja, die Fette gehen in den Darm hinein und werden wiederum von dem, was von der Bauchspeicheldrüse abgesondert wird, in Verbindung mit der Galle umgewandelt. Und da entstehen aus dem Fett zweierlei Stoffe. Der eine Stoff ist Glyzerin. Glyzerin kennen Sie von außen, aber Sie erzeugen täglich das Glyzerin in sich. Der andere Stoff ist Säure. Also aus den Fetten entstehen Glyzerin und Säuren, allerlei Fettsäuren.

Und nur die Salze, die bleiben ähnlich so, die werden wenig verändert; höchstens aufgelöst werden sie, so dass sie besser verdaulich gemacht werden. Aber die bleiben eigentlich so, wie sie aufgenommen werden. Also die Salze bleiben Salze (siehe Schema Seite 105).

So also essen wir mit den entsprechenden Nahrungsmitteln stärkeartige Stoffe, eiweißartige Stoffe, fettartige

Stoffe und Salzstoffe. Und nachdem wir verdaut haben, haben wir in uns statt dieser Stärke und des Eiweißes und der Fette: Zucker, aufgelöstes, flüssiges Eiweiß, Glyzerin, Säuren und Salze.

Und was geht nun mit dem vor sich, was wir da in uns haben? Wir haben etwas ganz anderes, als wir gegessen haben, in uns. Wir haben richtig die Geschichte umgewandelt.

Sehen Sie, es hat noch vor einigen Jahrhunderten in der Schweiz hier – aber er ist weit gewandert gewesen – einen Arzt gegeben, den die Wissenschaft heute ziemlich verachtet, der aber noch eine Ahnung hatte von all diesen Vorgängen. Das war der Paracelsus. In Basel war er Professor. Aber die Kerle haben ihn herausgeschmissen, weil er mehr gewusst hat als sie. Er wird heute noch allgemein verschimpft. Es ist ihm ja passiert, trotzdem er ein sehr gescheiter Mensch war, dass er über einen Felsen heruntergefallen ist und sich den Kopf zerschmettert hat. Er hat seine letzte Lebenszeit in Salzburg verbracht. Er war Arzt. Wäre er, wie man es heute nennt, ein ehrenhafter Bürger, Stadtrat von Salzburg gewesen, so hätte man ihm das beste Andenken bewahrt. Aber er war ein Mensch, der mehr gewusst hat als die anderen. Und da haben sie gesagt: Er war ein Säufer, war besoffen und ist über den Felsen heruntergestürzt. – Nun, das ist schon einmal so in der Welt. Der hat also noch etwas gewusst von der Welt und hat immer in starker Weise hingewiesen darauf, wie im Inneren des Menschen eine Umwandlungskraft ist. Aber das ist ja seit jener Zeit für Jahrhunderte vergessen worden.

Und was geschieht nun mit alledem, was da drinnen ist? Da gibt sich die Wissenschaft wiederum einer großen Illusion hin. Denn sehen Sie, die Wissenschaft sagt: Alles das, was da jetzt entsteht als Zucker, flüssiges Eiweiß, Alkohol, Glyzerin, Fettsäuren und Salze, all das geht in die Blutadern hinein und von da ins Herz, und vom Herzen aus durch die Blutadern wird es erst in den übrigen Organismus getrieben. – Gewiss, ich möchte sagen, mit dem Dicksten, was noch da ist – flüssig ist alles, aber auch unter dem Flüssigen sind dickliche Flüssigkeiten –, aber mit dem Dicksten, was da noch ist, kann es so sein, ist es auch so: Das geht in die Adern über und versorgt von da aus den Körper. Aber haben Sie denn nicht schon einmal bemerkt, dass wenn ein Glas Wasser da war und Sie Zucker ins Glas hineingegeben haben und Sie haben es nachher getrunken, dass es nicht bloß unten, wo der Zucker gelegen hat, süß ist? Das ganze Glas Wasser ist süß, nicht wahr! Der Zucker, wenn er flüssig gemacht wird, löst sich ja im ganzen Wasser auf. Und ebenso das Salz. In diesem Wasserglas da drinnen, da sind nicht erst Adern, damit der Zucker oder das Salz in alle Teile hineinkommen können, sondern das wird aufgesogen.

Nun habe ich Ihnen vor einiger Zeit gesagt, dass der Mensch eigentlich zu 90 Prozent aus Wasser besteht, wenigstens aus Flüssigkeit. Es ist lebendiges Wasser, aber es ist Wasser. Nun, brauchen die Stoffe, die da sind, alle erst die Adern, um in den ganzen Körper überzugehen? Wenn da drinnen in den Gedärmen Zucker gemacht wird, hat das die Adern erst nötig, damit es in den ganzen Körper übergehe? Der Mensch besteht aus Wasser, damit sich der Zucker in ihm verbreiten kann.

Ja, da haben die Leute gesagt: Wenn der Mensch ein Säufer wird, dann gehen alle Alkoholmengen, die der Mensch zu sich nimmt, auf dem Weg durch die Gedärme ins Herz und von da aus in den ganzen Körper. – Ich kann Ihnen die Versicherung geben, wenn der ganze Alkoholgehalt, den ein solcher Säufer in sich hineinsäuft, erst durchs Herz hindurchgehen würde, dann würde er am Alkohol nicht nach Jahren zugrunde gehen, sondern nach Tagen. Man kann das nämlich nachweisen, dass dasjenige, was man auf diese Weise flüssig zu sich nimmt, nicht erst durch die Adern in den ganzen Körper übergeht, sondern so in den Körper übergeht, wie der Zucker in einem Glas Wasser ins ganze Glas Wasser übergeht. Wenn jemand, der einen ziemlich gesunden Organismus hat, ein Glas Wasser trinkt und er trinkt es aus Durst, so wird dieses erste Glas Wasser wirklich nun von den Gedärmen verarbeitet, wird dem Speisebrei zugesetzt und geht von da aus tatsächlich in die Adern und durch das Herz in den Körper über. Aber wenn die Adern und das Herz einmal genug haben, dann können Sie Wasser trinken, so viel Sie wollen: Das geht nicht mehr von den Adern über, weil man das nicht braucht. Wenn Sie ein oder eineinhalb Glas Wasser trinken, nur so viel Sie gerade dem Durst entsprechend brauchen, dann lässt das Ihren Körper ungeschoren; wenn Sie aber zu viel Wasser trinken, schon beim dritten, vierten Glas, da geht das Wasser rasch durch den Urin ab. Das nimmt sich nicht erst Zeit, durchs Herz abzugehen, sondern geht einfach, weil der Mensch eine Wassersäule ist und es zu viel Wasser wäre, durch den Urin ab. Denken Sie nur einmal nach, was da geschieht, wenn die Leute am Stammtisch zusammensitzen und es zum dritten, vierten Glas Bier kommt; da können Sie wahrnehmen, wie da der eine und der andere anfängt zu laufen! Dieses Bier, das hat sich gar nicht Zeit genommen erst ins Herz hereinzugehen, das geht auf einem viel kürzeren Wege wieder ab, weil der Mensch eben ein flüssiger Körper ist.

So können wir sagen: Der Speisebrei, der jetzt besteht aus Zucker, flüssigem Eiweiß, Glyzerin, Säuren, Salzen, der geht in den ganzen Körper über; nur der dickste Teil geht durch die Adern in den ganzen Körper über. Und so kommt es, dass im Kopf Salze abgelagert werden, dass in allen übrigen Organen Salze abgelagert werden, die gar nicht durchs Blut kommen, sondern die direkt in diese Organe hereingehen.

Nun, sehen Sie, wenn die Geschichte so wäre, dass der Mensch all das Salz, das in seinem Kopfe abgelagert wird, immerfort spüren würde, dann würde er fortwährend Kopfschmerz haben. Zu viel Salze im Kopf gibt Kopfschmerzen. Sie haben vielleicht schon etwas gehört von der Migräne. Ich habe auch schon hier davon gesprochen. Man kann auf den verschiedenen Stufen verschieden über die Dinge aufklären. Worin besteht denn die Migräne? Die Migräne besteht darinnen, dass diese ganze Verteilung nicht in Ordnung ist und im Kopf zu viel Salze, nämlich Harnsäuresalze, abgelagert werden. Statt dass die Harnsäuresalze mit dem Harn, mit dem Urin abgingen, bleiben sie im Kopf liegen bei der Migräne, weil die anderen Speisen nicht ordentlich zubereitet sind und die Salze zurückhalten. Die Migräne ist nämlich gar keine so noble Krankheit, obwohl gerade meistens noble Leute sie haben. Die Migräne ist eine recht unanständige Krankheit. Dasjenige, was durch den Urin abgesondert werden sollte, das bleibt auf der rechten Seite des Kopfes liegen, weil es schon im Magen verdirbt. Also dasjenige, was im Organismus auf der linken Seite wirkt, wirkt im Kopf auf der rechten Seite. Ich werde noch in der nächsten Zeit zeigen, warum das so ist.

Und so kommt es dazu, dass die Geschichte, die eigentlich durch den Urin abgehen sollte, da auf der rechten Seite des Kopfes abgelagert wird.

Wie viel Salz kann denn der Mensch ertragen? Nun ja, erinnern Sie sich daran, was ich Ihnen schon einmal gesagt habe. Erinnern Sie sich daran, dass ich gesagt habe: Im Kopf ist ja das Gehirnwasser. Dadurch allein, dass das Gehirnwasser drinnen ist, wird das Gehirn so leicht, dass es überhaupt im Menschen bestehen kann. Denn ein Körper, der einfach in der Luft ist, der hat eine gewisse Schwere, ein gewisses Gewicht. Wenn wir ihn aber ins Wasser hereinsenken, da wird er leichter. Wenn das nicht der Fall wäre, könnte man nicht schwimmen. Und sehen Sie, das Gehirn, das wäre, wenn es nicht im Wasser wäre, ungefähr 1500 Gramm schwer. Ich habe Ihnen das schon einmal gesagt: Dadurch, dass das Gehirn im Wasser drinnen schwimmt, ist es nur 20 Gramm schwer. So viel wird das leichter; 20 Gramm ist es nur schwer! Aber je mehr Salze im Gehirn abgelagert werden, desto schwerer wird es, weil die Salze eben das Gewicht des Gehirnes vergrößern. Es wird dann einfach zu schwer durch die Salze.

Nun können wir also sagen: Beim Menschen ist das so, dass dann, wenn er die Salze im Gehirn ablagert, das Salz leichter gemacht wird – das ganze Gehirn wird (durch den Auftrieb) leichter gemacht. Aber nun denken Sie einmal, wie das beim Menschen anders ist als beim Tier. Sie müssen sich ja denken, dass der Mensch seinen Kopf auf seinen ganzen Organismus draufgesetzt hat. Da hat der Kopf eine ordentliche Unterstützungsfläche. Beim Tier ist das anders. Da hat der Kopf nicht diese Unterstützungsfläche, sondern da ist der Kopf rein nach vorne gerichtet. Was folgt daraus? Nun, beim Menschen wird also der Druck, den der Kopf da ausübt, obwohl er sehr leicht ist, vom Körper aufgefangen. Beim Tier wird er nicht vom Körper aufgefangen. Sehen Sie, darinnen besteht der Hauptunterschied des Menschen vom Tier.

Die Naturforscher denken immer nach, wie sich der Mensch aus den Tieren heraus entwickelt hat. Es ist ja ganz gut, so nachzudenken, aber man kann den Menschen nicht so betrachten. Man kann nicht sagen: Das Tier hat so und so viele Knochen, und der Mensch hat ebenso viele Knochen. Der Affe hat so und so viele Knochen, der Mensch ebenso viele. Also ist das einerlei. – Das kann man nicht sagen. Beim Affen bleibt noch immer vorhanden, dass der Kopf vorne überhängt, wenn er noch so aufrecht geht, selbst wenn er ein Orang-Utan oder ein Gorilla ist. Der Mensch ist schon so eingerichtet, dass der Kopf aufsitzt auf dem Körper, dass der ganze Druck aufgefangen wird vom Körper. Was geschieht da?

Nun, da geschieht etwas höchst Eigentümliches. Wir haben in uns Zucker, flüssiges Eiweiß, Glyzerin, Säuren, Salze. Die Salze, die gehen vom Bauch herauf in den Kopf und lagern sich dort ab, müssen wiederum zurück, gehen dann durch den Körper wieder zurück, wenn sie zu viel sind. Aber in Bezug auf die übrigen Stoffe muss noch etwas anderes geschehen im Körper. Und da geschieht, während die Stoffe heraufgehen, eine neue Umwandlung. Die geschieht einfach dadurch, dass der Körper die Schwerkraft abfängt. Die Stoffe werden immer leichter und leichter, ein gewisser Teil; ein anderer Teil setzt sich als Dickliches ab. Wie sich, wenn man etwas auflöst, auch ein Satz absetzt, so bildet sich gewissermaßen überall auf dem Weg vom Bauch zum Kopf Satz; die feinsten Teile, die gehen nach oben und werden durch diese leichter gemachte Schwerkraft umgewandelt. Und was entsteht da, wenn die leichtesten Teile der Speisen, die bis zum Kopfe gehen, umgewandelt werden? Da entsteht aus den Speisen eine Art von Phosphor. Und das ist tatsächlich der Fall, dass aus den Speisen eine Art von Phosphor entsteht, so dass die Speisen nicht einfach in den Kopf hinaufdringen. Es dringt viel herauf, Zucker, Glyzerin und so weiter, alles mögliche dringt herauf, aber ein Teil davon wandelt sich, bevor er heraufkommt, in Phosphor um.

Sehen Sie, so haben wir in unserem Kopfe Salze, die fast unverändert von der Außenwelt aufgenommen sind, heraufgedrungen sind, und so haben wir in luftförmig fein verteiltem Zustande, eigentlich viel feiner noch als die Luft, Phosphor ausgebreitet. Und das sind die hauptsächlichsten Stoffe, die im menschlichen Kopf sind: Salze und Phosphor. Die anderen sind nur da, damit er sich als Lebewesen erhalten kann. Aber die wichtigsten sind Salze und Phosphor. So dass wir also sagen können: Im Kopfe des Menschen ist das Wichtigste Salz und Phosphor.

Nun kann man auf eine Art, die ich Ihnen nächstens auch noch zeigen werde, nachweisen, dass wenn der Mensch nicht eine richtige Menge Salz im Kopfe hat, er dann nicht ordentlich denken kann. Man muss eine richtige Menge Salz im Kopf haben, damit man ordentlich denken kann. Salz im Kopf, das ist dasjenige, dessen man sich bedienen muss zum Denken. Das kommt zu dem noch hinzu, was ich Ihnen schon für das Denken gesagt habe. Die Dinge im Menschen sind eben kompliziert.

Kopf { Salz: Denken
Phosphor: Wille

Und wenn wir einfach zu viel Phosphor in uns haben, das heißt, zu feurige Speisen essen, dann werden wir ein furchtbarer Zappelfritz, der alles angreifen will, der immer wollen will. Dadurch, dass wir den Phosphor haben, ist der Wille da. Und wenn wir zu viel Phosphor haben, dann fängt dieser Wille an zu zappeln. Und wenn dann der Organismus so ist, dass er überhaupt durch seine ganze Zusammensetzung zu viel Phosphor in den Kopf hinaufschickt, dann fängt der Mensch nicht nur an zu zappeln, und wie man sagt, nervös – das hat nichts mit den Nerven, sondern mit dem Phosphor zu tun – herumzuzappeln in der Welt, sondern er fängt an zu toben und wird ein Verrückter, wird tobsüchtig. Wir müssen ein klein wenig Phosphor in uns haben, damit wir überhaupt wollen können. Aber wenn wir zu viel Phosphor machen in uns selber, dann werden wir verrückt.

Nun, denken Sie jetzt einmal darüber nach, wenn Ihnen jemand Salz gibt, wie Sie das zum Denken bringen. Ich möchte Ihnen schon raten, einmal ein Salzfaß zu nehmen und zu versuchen, das zum Denken zu bringen! Sie tun es fortwährend; in Ihrem Kopfe drinnen tun Sie fortwährend das, dass Sie das Salz verwenden zum Denken. Und dann, nicht wahr, bitte reiben Sie ein bisschen Phosphor ab von einem Zündholz, lösen Sie es ein wenig ab, dass er ganz fein wird, dann zünden Sie den unten an und versuchen Sie ihn zu verbrennen. Der soll nun wollen! Verbrennen, das heißt, verflüchtigen tut er sich, aber wollen tut er nicht! Das aber machen Sie fortwährend in sich. Sagen Sie sich jetzt nicht, dass da etwas in Ihnen ist, was wahrhaftig gescheiter ist als unser dummer Kopf, der sehr wenig kann, der nicht aus dem Salz ein Denkwesen machen kann, aus dem Phosphor ein Willenswesen? Und das ist dasjenige in uns, was man das Seelisch-Geistige nennen kann. Das ist das Lebende, Webende, was man das Seelisch-Geistige nennen kann. Das steckt da drinnen in uns, bedient sich des Salzes im Kopfe zum Denken, und bedient sich des Phosphors, der da heraufgeht wie ein Rauch, ganz fein, um zu wollen.

So kommt man aus dem Körperlichen ins Seelische und ins Geistige herein, wenn man richtig betrachtet. Aber was tut die heutige Wissenschaft? Die hört beim Bauch auf. Die weiß höchstens, dass im Bauch Zucker und so weiter entsteht; nachher verliert sie aber die Spuren, wenn die Dinge da weiter sich verteilen, weiß nichts davon, was da weiter geschieht. Deshalb kann die Wissenschaft vom Seelischen und Geistigen nichts erzählen. Diese Wissenschaft muss ergänzt, erweitert werden. Man muss nicht auf den Bauch sich beschränken und den Kopf nur höchstens aufgesetzt sich denken. Aber das sieht man ja nicht, wie da Salze und Phosphor heraufgekommen sind. Da glaubt man, es gehe im Kopfe auch so zu wie im Bauch. Die ganze Sache ist davon abhängig, dass die heutige Wissenschaft nur etwas weiß über den Bauch, aber auch nur, dass da etwas entsteht, aber nicht weiß, dass die Leber wahrnimmt und die

Nieren denken. Das weiß sie schon nicht. Das weiß sie aus dem Grunde nicht, weil sie auch vom Kopfe nichts weiß. Da sucht sie es natürlich gar nicht, hält dasjenige schon für vollständig, was auf dem Seziertisch von der Leber liegt. Es ist aber nicht das Vollständige, denn das hat die Seele verloren, als es in dem Zustande war, in dem man es aus dem Leibe einfach herausgeschnitten hat. Solange das Seelische drinnen ist, können Sie es nicht aus dem Leibe herausschneiden. Also Sie sehen, dass eine ernsthafte Wissenschaft da weiter arbeiten muss, wo die heutige Wissenschaft aufhören muss. Das ist das, worauf es ankommt. Deshalb haben wir hier das Goetheanum gebaut, damit die Wissenschaft nicht bloß über den Bauch etwas Unvollständiges weiß, sondern über den ganzen Körper etwas erklären kann. Dann wird das auch eine wirkliche Wissenschaft sein.

Kapitel VII: Die Wirkung von Pflanzen, Rohkost, vegetarischer und Fleischnahrung

Pflanzen und Gemüse bilden nicht nur einen wichtigen Bestandteil der menschlichen Speise, sondern – durch den Prozess der Fotosynthese – der menschlichen Existenz überhaupt. In Rudolf Steiners Überlegungen zur Ernährung ist die Bedeutung der Pflanzen ein wiederkehrendes Thema, und diese Bedeutung wird hier noch einmal hervorgehoben. Dies geschieht vor allem im Hinblick auf den Kohlenstoffkreislauf, in den Pflanzen und Menschen eingebunden sind, und führt zu einer Darlegung der Vorzüge und Nachteile einer reinen Rohkost, von vegetarischer und von Fleischnahrung. In diesem Zusammenhang erfolgt auch Steiners Warnung vor der Verfütterung von Fleischprodukten an Rinder, die von Natur aus reine Pflanzenfresser sind, wobei er sogar das Phänomen des «Rinderwahnsinns» beziehungsweise der BSE-Krise vorhersah.

Herr Burle: Ich möchte Herrn Doktor einmal fragen über die Nahrungsmittel – über Bohnen, Gelbe Rüben und so weiter, was die für einen Einfluss auf den Körper haben? Über Kartoffeln hat Herr Doktor ja schon gesprochen. Vielleicht können wir über andere Nahrungsmittel noch etwas hören. Manche Vegetarier essen nicht hängende Sachen, wie Bohnen, Erbsen. Wenn man zum Beispiel ein Kornfeld sieht, so gibt das einem auch wieder verschiedene Gedanken über die Brotfrucht, die sehr wahrscheinlich alle Völker der Erde, mit Variationen, haben.

Also es wird gewünscht, dass jetzt etwas gesprochen werden soll über das Verhältnis der Nahrungsmittel zum Menschen. Nun, da ist es notwendig, dass man sich zunächst klarmacht, worauf eigentlich das Ernähren beruht. Man stellt sich zunächst vor, dass die Ernährung darauf beruht, dass der Mensch seine Nahrungsmittel aufnimmt, durch den Mund in den Magen bringt, dass sie sich dann weiter im Körper ablagern, dass er sie wiederum von sich gibt und sich wieder neu ernähren muss und so weiter. So einfach ist aber die Sache nicht, sondern die Dinge sind viel komplizierter. Und man muss, wenn man verstehen will, in welcher Weise eigentlich der Mensch zu den Nahrungsmitteln steht, sich ja erst einmal klarmachen, welcher Art die Nahrungsmittel sind, die der Mensch unbedingt braucht.

Sehen Sie, das Erste, was der Mensch braucht, was er unbedingt in sich aufnehmen muss, das ist Eiweiß. Eiweiß also braucht der Mensch unbedingt. Wollen wir uns das einmal aufschreiben, damit wir die Sachen zusammen haben. Also Eiweiß, wie es im Hühnerei zum Beispiel ist; aber nicht nur im Hühnerei, sondern in allen Nahrungsmitteln ist Eiweiß. Eiweiß braucht der Mensch unbedingt. Das Zweite, was der Mensch braucht, das sind Fette. Wiederum sind die Fette in allen Nahrungsmitteln drinnen. Es sind auch Fette in den Pflanzen. Das Dritte hat einen Namen, der Ihnen weniger geläufig sein wird, den man aber notwendigerweise wissen sollte: Kohlehydrate. Kohlehydrate sind solche Stoffe, wie sie am allermeisten in der Kartoffel zum Beispiel enthalten sind; aber auch in allen anderen Pflanzen sind viel Kohlehydrate. Kohlehydrate sind dadurch ausgezeichnet, dass sie sich, wenn man sie isst, durch den Speichel des Mundes und durch den Magensaft so langsam in Stärke verwandeln. Die Stärke ist etwas, was der Mensch durchaus braucht; aber er isst nicht Stärke, sondern er isst solche Nahrungsmittel, welche Kohlehydrate enthalten; die verwandeln sich in ihm selber in Stärke. Und dann verwandeln sie sich noch einmal bei der weiteren Verdauung in Zucker. Und den Zucker braucht der Mensch. Also in den Kohlehydraten hat er den Zuckergehalt bei sich.

Aber etwas ist noch notwendig für den Menschen: Das sind die Salze, die er aufnimmt. Er nimmt sie zum Teil als Zusatz zu den Speisen auf, zum Teil aber sind Salze in allen Speisen schon enthalten.

Wenn wir das Eiweiß betrachten, dann müssen wir bei Tier und Mensch den großen Unterschied ins Auge fassen gegenüber den Pflanzen. Die Pflanzen enthalten auch Eiweiß; sie essen aber kein Eiweiß. Wenn die Pflanzen aber trotzdem Eiweiß in sich haben, woher haben sie das? Sie haben es aus dem Boden, der Luft, aus dem Leblosen, aus dem Mineralischen; sie können nämlich aus dem Leblosen, aus dem Mineralischen ihr Eiweiß bereiten. Das kann weder das Tier noch der Mensch. Der Mensch kann nicht aus dem Leblosen Eiweiß bereiten – da würde er nur Pflanze sein können –, sondern er muss Eiweiß in sich aufnehmen, wie es wenigstens die Pflanzen oder die Tiere schon zubereitet haben.

Überhaupt braucht der Mensch zu seinem Leben auf der Erde die Pflanzen. Und die Pflanzen – das ist nun das Interessante –, die könnten nicht gedeihen, wenn nicht wiederum der Mensch da wäre! Und da ist es interessant, das müssen Sie nur ins Auge fassen, dass die zwei allerwichtigsten Dinge für das Leben sind: der grüne Pflanzensaft in den grünen Blättern und das Blut auf der anderen Seite. Dieses Grün im Pflanzensaft nennt man Chlorophyll, Blattgrün; also das Chlorophyll ist im grünen Blatt enthalten. Und außerdem ist wichtig das Blut. Nun, da ist etwas höchst Eigentümliches: Sehen Sie, wenn Sie den Menschen betrachten, so atmet der Mensch zunächst – das Atmen ist auch eine Ernährung –, der Mensch nimmt Sauerstoff aus der Luft auf, er atmet Sauerstoff ein. In seinem ganzen Körper, überall, ist aber Kohlenstoff abgelagert. Wenn Sie in die Erde hineingeraten, wo ein Kohlenlager ist, so kommen Sie auf die schwarze Kohle; wenn Sie einen Bleistift spitzen, so kommen Sie auf den Graphit. Kohle und Graphit, das ist Kohlenstoff. Sie bestehen alle, außer anderen Stoffen, den ganzen Körper hindurch aus Kohlenstoff; der wird gebildet im menschlichen Körper.

Nun können Sie sagen: Ja, da ist eigentlich der Mensch ein recht schwarzer Rapuzzel gerade in Bezug auf den Kohlenstoff! Aber Sie können ja auch noch etwas anderes sagen: Sehen Sie, der teuerste Körper der Welt, der Diamant, besteht auch aus Kohlenstoff, nur in einer anderen Gestalt! Also wenn Sie das lieber haben wollen, können Sie auch sagen: Sie bestehen in Bezug auf den Kohlenstoff aus lauter Diamanten. Der dunkle Kohlenstoff, der Graphit des Bleistiftes und der Diamant sind derselbe Stoff. Wenn die Kohle, die Sie aus der Erde ausgraben, durch irgendeine Kunst durchsichtig gemacht werden kann, dann ist sie Diamant. Also diese Diamanten haben wir überall abgelagert in uns. Wir sind ein richtiges Kohlenlager. Wenn aber der Sauerstoff durch das Blut mit dem Kohlenstoff zusammenkommt, dann bildet sich Kohlensäure. Kohlensäure kennen Sie auch sehr gut: Sie brauchen nur Selterswasser zu nehmen; da sind die Perlen drinnen – diese sind die Kohlensäure, das ist ein Gas. So dass Sie also sich vorstellen können: Der Mensch atmet Sauerstoff durch die Luft ein, der Sauerstoff breitet sich durch das ganze Blut aus, im Blute nimmt er den Kohlenstoff auf, er atmet die Kohlensäure aus. Ein atmen Sie Sauerstoff, aus atmen Sie Kohlensäure.

Es wäre in den Vorgängen, die ich Ihnen geschildert habe in der Entwicklung der Erde, längst alles durch Kohlensäure von Menschen und Tieren vergiftet. Denn die Zeit ist ja lang, seit sich alles auf der Erde entwickelt hat. Wie Sie sehen, könnten längst keine Tiere und Menschen mehr auf der Erde leben, wenn nicht die Pflanzen eine ganz andere Eigenschaft hätten: die Pflanzen, die saugen nicht Sauerstoff ein, sondern gerade Kohlensäure, die der Mensch und das Tier ausatmen. So dass also die Pflanzen ebenso gierig sind auf die Kohlensäure wie der Mensch auf den Sauerstoff.

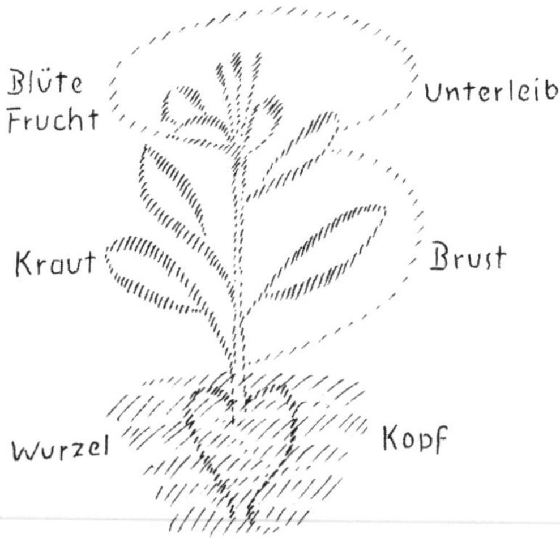

Und wenn Sie nun da die Pflanze haben [siehe Zeichnung]: Wurzel, Stengel, Blätter, Blüte, so saugt also die Pflanze überall Kohlensäure ein; die geht hinein. Und jetzt setzt sich der Kohlenstoff, der da in der Kohlensäure drinnen ist, in der Pflanze nieder, und der Sauerstoff wird wiederum ausgeatmet von den Pflanzen. Da haben ihn die Menschen und die Tiere wieder. Der Mensch gibt Kohlensäure her und tötet alles; die Pflanze behält den Kohlenstoff zurück, gibt den Sauerstoff frei und belebt damit alles. Und nichts könnte die Pflanze machen mit der Kohlensäure, wenn nicht der grüne Pflanzensaft, das Chlorophyll, da wäre. Dieser grüne Pflanzensaft, der ist ein Zauberer, der hält den Kohlenstoff in der Pflanze zurück und gibt den Sauerstoff wieder frei. Das Blut verbindet den Sauerstoff mit dem Kohlenstoff; der grüne Pflanzensaft nimmt den Kohlenstoff wiederum aus der Kohlensäure heraus und gibt den Sauerstoff frei.

Denken Sie, was das für eine feine Sache ist in der Natur, dass die Pflanzen, die Menschen und die Tiere sich auf diese Weise ergänzen! Sie ergänzen sich vollständig.

Nun muss man das Folgende sagen. Sehen Sie, der Mensch braucht aber nicht bloß von der Pflanze dasjenige, was sie ihm gibt durch den Sauerstoff, sondern er braucht die ganze Pflanze; mit Ausnahme der Giftpflanzen und mit Ausnahme solcher Pflanzen, die wenig von diesen Stoffen enthalten, braucht der Mensch alle Pflanzen, indem er sie nicht durch Atmung, sondern durch Ernährung bekommt. Und da ist wiederum ein solcher merkwürdiger Zusammenhang. Sehen Sie, die Pflanze besteht ja aus der Wurzel, wenn es eine einjährige Pflanze ist – vom Baum wollen wir jetzt absehen –, aus der Wurzel, aus dem Kraut und aus der Blüte mit Frucht. Nun, schauen wir uns einmal die Wurzel an. Die Wurzel, die ist ja in der Erde drinnen; sie enthält namentlich viele Salze, weil in der Erde die Salze drinnen sind. Und die Wurzel hängt mit ihren feinen Würzelchen an dieser Erde; da zieht sie fortwährend aus der Erde die Salze heraus. So dass die Wurzel eben dasjenige ist, was mit dem Mineralreich der Erde, mit den Salzen in besonderer Verbindung steht.

Nun, sehen Sie, verwandt mit der ganzen Erde ist der menschliche Kopf – nicht die Füße, sondern gerade der Kopf ist mit der Erde verwandt. Wenn der Mensch anfängt Erdenmensch zu sein im Mutterleibe, hat er ja zunächst fast nur den Kopf. Beim Kopf fängt er an. Der Kopf ist dem ganzen Weltenall, aber auch der Erde nachgebildet. Und der Kopf braucht vorzugsweise Salze. Denn vom Kopf gehen die Kräfte aus, die den menschlichen Körper zum Beispiel auch mit Knochen durchsetzen. Alles dasjenige, was den Menschen fest macht, geht von der Kopfbildung aus. Wenn der Kopf selber noch weich ist wie im Mutterleib, dann kann er nicht ordentlich Knochen bilden. Indem der Kopf selber zuerst immer härter und härter wird, gibt er die Kräfte an den Leib ab, damit der Mensch und die Tiere die festen Dinge, vorzugsweise die Knochen bilden können. Daraus sehen Sie schon, dass man die Wurzel, die mit der Erde verwandt ist und die Salze enthält – und zum Knochenbilden braucht man Salze, die Knochen bestehen aus kohlensaurem Kalk, phosphorsaurem Kalk; Salze sind das –, daraus sehen Sie, dass man die Wurzel braucht, um den menschlichen Kopf zu versorgen.

Also, wenn man zum Beispiel merkt, sagen wir, dass ein Kind schwach wird im Kopf, woran können Sie das merken? Man kann das manchmal an entsprechenden Zuständen merken: Wenn ein Kind im Kopf schwach wird, dann kriegt es leicht Würmer im Gedärm. Würmer halten sich im Gedärm auf, wenn die Kopfkräfte zu schwach sind, weil dann der Kopf nicht stark genug in den übrigen Körper herunterwirkt, während die Würmer keine Behausung im Menschen finden, wenn die Kopfkräfte stark in die Gedärme herunter wirken. Daraus können Sie am allerbesten sehen, wie großartig der menschliche Körper eingerichtet ist: Alles hängt in ihm zusammen. Und wenn man ein Kind hat, das Würmer hat, soll man sich sagen, das Kind ist im Kopf schwach; man kann auch sagen – namentlich derjenige, der Pädagoge sein will, muss solche Dinge wissen –, wenn man später im Leben Menschen hat, die kopfschwach sind, so haben sie in der Jugend ihre Würmer gehabt. – Was muss man denn da tun, wenn man das beobachtet? Nun, das einfachste ist, wenn man Gelbe Rüben nimmt, Möhren, und füttert die Kinder eine Zeitlang damit – unter anderem; natürlich darf man sie nicht nur mit Gelben Rüben anfüttern, aber eine Zeitlang. Gelbe Rüben sind ja dasjenige, was vorzugsweise Pflanzenwurzel in der Erde ist. Die haben viel Salze; die sind imstande, da sie die Kräfte der Erde haben, wenn sie aufgenommen werden in den Magen, durch das Blut bis in den Kopf wieder zu wirken. Nur salzreiche Stoffe sind fähig, in den Kopf zu dringen. Salzreiche Stoffe, wurzelhafte Stoffe machen den Menschen durch den Kopf stark. Das ist dasjenige, sehen Sie, was außerordentlich wichtig ist. Und gerade bei den Gelben Rüben, bei den Möhren, da ist es so, dass die allerobersten Partien des Kopfes stark werden, also dasjenige, was man gerade braucht für den Menschen, damit er innerlich kräftig, steif wird, damit er nicht weichlich wird.

Sehen Sie, wenn Sie die Pflanze von einer Gelben Rübe anschauen, so werden Sie sich sagen: Der Pflanze sehe ich etwas ganz Bestimmtes an, die ist vorzugsweise zu der Wurzel hingewachsen. Es ist ja fast alles Wurzel an der Gelben Rübe. Man interessiert sich nur für die Wurzel, wenn man die Pflanze hat. Das andere, das Kraut, ist nur so obenauf, hat nicht viel Bedeutung. Also diese Gelbe Rübe ist vorzugsweise geeignet, den menschlichen Kopf als ein Nahrungsmittel zu versorgen. Wenn Sie daher manchmal fühlen, Sie haben so eine Kopfschwäche, eine Leere im Gehirn, können nicht gut denken, dann ist es auch gut, wenn Sie sich Gelbe Rüben einmal eine Zeitlang in die Nahrung tun. Aber am meisten hilft das natürlich bei Kindern.

Nun, wenn Sie jetzt aber die Kartoffel vergleichen mit der Gelben Rübe – ja, sehen Sie, die schaut ganz anders aus als die Gelbe Rübe. Sie wissen ja, die Kartoffel hat Kraut, aber sie hat dann gerade das, was man isst, diese Knollen; die stecken in der Erde drinnen. Nun kann man, wenn man oberflächlich die Sache betrachtet, sagen: Bei der Kartoffel sind diese Knollen die Wurzeln. Das ist aber nicht wahr; diese Knollen sind keine Wurzeln. Wenn Sie nämlich genauer zuschauen, so werden Sie überall sehen: Da hängen eigentlich erst die Wurzeln daran an den Knollen in der Erde. Die eigentlichen Wurzeln sind kleine Würzelchen, die daranhängen an den Knollen; sie fallen nur leicht ab. Wenn man die Kartoffeln ausnimmt, sind sie schon abgefallen; aber wenn man sie ganz frisch ausnimmt, sind sie überall noch dran. Wenn wir die Knollen nehmen und essen, haben wir schon so etwas wie Stengel oder Kraut, das sich nur scheinbar wie Wurzeln ausbildet; in Wirklichkeit ist das ein Stengel oder ein Kraut; die Blätter sind umgestaltet. Das ist also etwas, was zwischen der Wurzel und dem Kraut drinnen ist. Daher hat die Kartoffel nicht so viel Salze in sich wie zum Beispiel die Rübe, ist nicht so erdenhaft; sie wächst zwar in der Erde, aber sie ist nicht so verwandt mit dem Erdigen. Und die Kartoffel, die hat vorzugsweise Kohlehydrate, nicht so viel Salze, aber Kohlehydrate.

Jetzt müssen Sie sich Folgendes sagen: Wenn ich Gelbe Rüben esse, dann kann mein Körper eigentlich ein richtiger Faulenzer sein, denn er braucht nur den Mundsaft, den Speichel zu verwenden bei der Gelben Rübe, um sie aufzuweichen im Speichel; er braucht nur den Magensaft zu verwenden, das Pepsin und so weiter, und die ganze wichtige Sache von der Gelben Rübe geht in den Kopf. Der Mensch braucht die Salze. Diese Salze werden geliefert durch alles das, was Pflanzenwurzel ist, und im besonderen Maß von einer solchen Wurzel wie der Gelben Rübe.

Nun, wenn der Mensch aber Kartoffeln isst, gibt er sie auch zunächst in den Mund, in den Magen; da wird aus der Kartoffel erst durch die Anstrengung des Leibes Stärke gebildet. Dann geht es weiter durch den Darm. Damit es bei weiterer Verdauung bis ins Blut geht und auch in den Kopf kommen kann, muss wiederum eine Anstrengung gemacht werden, dass aus der Stärke Zucker gewonnen wird. Dann erst kann es in den Kopf gehen. Da muss man also eine größere Kraft anwenden. Ja, sehen Sie, wenn ich auf etwas Äußerliches eine Kraft anwenden soll, dann werde ich schwach. Das ist ja das Geheimnis des Menschen: Wenn ich Holz hacke, also wenn ich äußerlich eine Kraft anwende, dann werde ich schwach. Wenn ich aber innerlich eine Kraft in mir ausbilde, dass ich Kohlehydrate in Stärke und Stärke in Zucker verwandle, da werde ich stark. Gerade indem ich das ausführe, dass ich mich selber mit Zucker durchsetze, dadurch dass ich Kartoffeln esse, werde ich stark. Wenn ich äußerlich Kraft anwende, werde ich schwach; wenn ich innerlich Kraft anwende, werde ich stark. Es kommt also nicht darauf an, dass man sich mit Nahrungsmitteln nur ausfüllt, sondern dass die Nahrungsmittel im Körper Kräfte entwickeln.

So dass man also sagen kann: Wurzelnahrung – denn alle Wurzeln sind so, nur nicht in demselben Grade wie die Rübenwurzel, dass sie vorzugsweise auf den Kopf wirken –, Wurzelnahrung, die gibt dem Körper dasjenige, was er für sich braucht. Nahrung, die schon ein bisschen nur nach dem Kraut neigt, Kohlehydrate hat, die gibt dem Körper Kräfte, die er zum Arbeiten braucht, zur Bewegung braucht.

Nun, über die Kartoffel habe ich schon gesprochen; sie macht den Menschen zugleich, indem sie wiederum furchtbar viel Kraftaufwand braucht, wieder schwach und macht ihn vor allen Dingen so, dass er nicht auf die Dauer Kräfte bekommt. Aber das Prinzip, das ich Ihnen jetzt auseinandergesetzt habe, gilt gerade eben für die Kartoffel.

Aber in demselben Maße wie die Kartoffel im schlechteren Sinne sind im guten Sinne alle die Saatfrüchte Nahrungsmittel: Weizen oder Roggen und so weiter. Da drinnen sind nun auch die Kohlehydrate, und zwar so, dass der Mensch in der günstigsten Weise Stärke bereitet, Zucker bereitet, sich also eigentlich durch die Kohlehydrate der Feldfrüchte so stark machen kann, als es nur möglich ist. – Denken Sie nur einmal, wie stark gerade die Leute auf dem Lande werden dadurch, dass sie einfach viel von ihrem Brot essen, in dem die Feldfrüchte drinnen sind! Sie müssen nur an sich schon gesunde Körper haben;

gerade wenn man gröberes Brot verträgt, ist es eigentlich die allergesündeste Nahrung. Sie müssen gesunde Körper haben; aber dann wird gerade der Körper durch die Stärke- und Zuckerbereitung ganz besonders stark.

Nun entsteht ja eine Frage. Sehen Sie, die Menschen sind ganz von selber, möchte man sagen, darauf gekommen in ihrer Entwicklung, die Feldfrüchte nicht so zu essen wie die Tiere. Das Ross frisst seinen Hafer fast wie er wächst. Die Tiere fressen ihre Körnerfrüchte so, wie sie wachsen. Denn die Vögel müssten schlecht Körnerfrüchte essen können, wenn sie darauf angewiesen wären, dass sie ihnen jemand erst kochte! Die Menschen sind von selber darauf gekommen, sich die Feldfrüchte zu kochen. Was geschieht denn dadurch, dass ich die Feldfrüchte koche? Sehen Sie, dadurch, dass ich die Feldfrüchte koche, genieße ich sie nicht kalt, sondern warm. Nun müssen wir, wenn wir die Nahrung innerlich verarbeiten wollen, Wärme aufwenden. Das geht nicht ohne Wärme ab, dass man Kohlehydrate in Stärke und Stärke in Zucker verwandelt; das bedarf eines innerlichen Heizens. Wenn ich nun schon außen heize und die Nahrungsmittel schon warm mache, dann komme ich dem Körper zu Hilfe; dann braucht er die Wärme nicht von sich selber abzugeben. Also erstens werden die Nahrungsmittel dadurch schon in den Feuer-, in den Wärmeprozess aufgenommen, dass man sie kocht. Das ist das Erste. Das Zweite ist aber: Die Nahrungsmittel werden da ganz verändert! Denken Sie nur, was aus dem Mehl gemacht wird, wenn ich es zu Brot verbacke. Es wird ja ganz anders! Aber durch was wird es anders? Nun, zunächst mahle ich die Früchte. Was heißt mahlen? Ganz klein machen. – Ja, sehen Sie, das, was ich da tue mit den Körnerfrüchten, dass ich sie mahle, ganz klein mache, das müsste ich ja später in meinem eigenen Leib tun! Alles das, was ich da mache, müsste ich in meinem eigenen Leib tun; durch das, was ich da mache, nehme ich es dem Leib ab.

Ebenso wenn ich sie röste. Alle diese Dinge, die ich beim Kochen ausführe, die nehme ich dem Leib ab, so dass ich die Nahrungsmittel dann in einen Zustand bringe, in dem der Körper sie leichter verdaut.

Sie brauchen ja nur zu vergleichen, was für ein Unterschied bestehen würde, wenn der Mensch rohe Kartoffeln essen würde oder wenn er sie gekocht isst. Wenn der Mensch rohe Kartoffeln essen würde, müsste der Magen ungeheuer viel Wärme hergeben, um diese rohe Kartoffel, die fast schon Stärke ist, umzuändern. Wie er sie jetzt umändert, das ist aber nicht hinreichend. Die Kartoffel geht dann in den Darm. Der Darm muss wiederum viel Kraft aufwenden. Dadurch aber bleibt die Kartoffel überhaupt im Darm stecken; die späteren Kräfte sind nicht mehr geeignet, die Kartoffel weiterzuleiten in den übrigen Körper. Isst man also rohe Kartoffeln, so füllt man sich entweder bloß den Magen an – und der Darm kann schon nicht mehr weiter was damit anfangen –, oder man füllt sich den Darm an; aber weiter geht es nicht. Bereitet man aber die Kartoffel vor, indem man sie kocht oder irgendwie anders zubereitet, hat der Magen nicht mehr so viel damit zu tun, der Darm auch nicht; die Kartoffeln gehen über ins Blut und gehen bis in den Kopf.

Also, Sie sehen, man hat dadurch, dass man die Speisen kocht, insbesondere dass man diejenigen Speisen kocht, welche auf die Kohlehydrate berechnet sind, die Möglichkeit, die Ernährung zu unterstützen.

Sie wissen ja, in der neueren Zeit sind allerlei Narrheiten gekommen, besonders in Bezug auf die Ernährung. Die Narrheiten sind ja heute eigentlich Mode. Da gibt es «Rohköstler», die wollen überhaupt nichts mehr kochen, die wollen durchaus alles bloß roh essen. – Nun, natürlich, aus was kommt so etwas? Weil die Leute aus der materialistischen Wissenschaft nicht mehr wissen, wie die Sachen sind, und eine geistige Wissenschaft wollen sie nicht kennenlernen. Daher denken sie sich etwas aus. Die ganze Rohköstlerei ist nichts als eine Phantasterei. Eine Zeitlang kann man schon, weil der Körper starke Kräfte aufwenden muss, ich möchte sagen, den Körper aufpeitschen, wenn man bloß Rohkost benützt; aber um so mehr fällt er dann zusammen.

Nun, kommen wir jetzt zu den Fetten überhaupt. Die Pflanzen, fast alle Pflanzen enthalten Fette, Pflanzenfette, die sich die Pflanzen aus den Mineralien bereiten. Ja, sehen Sie, die Fette, die kommen nicht so leicht in den menschlichen Körper hinein wie die Kohlehydrate und die Salze. Die Salze werden eigentlich gar nicht verändert. Wenn Sie sich Ihre Suppe salzen: Das Salz, das Sie da reinschmeißen, das geht fast unverändert in Ihren Kopf als Salz hinauf; Sie kriegen das in den Kopf hinein. Wenn Sie aber Kartoffeln essen, so kriegen Sie in Ihren Kopf schon nicht mehr Kartoffeln hinein, sondern Zucker; aber die Verwandlung geht so vor sich, wie ich es Ihnen gesagt habe. Bei den Fetten aber, gleichgültig, ob Sie pflanzliche oder tierische Fette essen, da geht die Sache nicht so einfach. Bei den Fetten ist es so: Wenn Sie die Fette essen, dann werden sie durch den Mundsaft, Magensaft, Darmsaft überhaupt fast ganz aufgegessen, und es geht ganz was anderes ins Blut über, und das Tier und der Mensch muss sich durch die Kraft, welche die Fette hervorrufen, im Darm und im Blut erst selber die Fette bilden.

Sehen Sie, das ist der Unterschied zwischen dem Fett und zwischen Zucker oder Salz. Salz und Zucker nimmt der Mensch eigentlich noch aus der Natur auf, nur dass er sich den Zucker aus der Kartoffel oder aus dem Roggen und so weiter verwandelt. Da hat er noch etwas von der Natur drinnen. Bei dem Fett, das der Mensch oder das Tier in sich hat, ist nichts mehr Natur; das hat er sich selber gebildet. Aber er hätte keine Kraft, wenn er sich nicht ernähren würde, und Darm und Blutansatz brauchen

Fett. So dass man sagen kann: Salze könnte der Mensch nicht selber bilden. Der menschliche Körper würde, wenn er nicht Salze aufnehmen würde, niemals sich von selber Salze bilden. Wenn der Mensch nicht Kohlehydrate aufnehmen würde, wenn er nicht Brot oder so etwas essen würde, wodurch er Kohlehydrate aufnimmt, würde er nicht Zucker bilden können. Wenn er aber nicht Zucker bilden könnte, würde er ewig ein Schwachmatikus sein. Das verdanken Sie nur dem Zucker: Weil Sie durch und durch voll Süßigkeit sind, haben Sie Kraft. In dem Augenblicke, wo Sie nicht mehr durch und durch voll Süßigkeit wären, würden Sie nicht mehr Kraft haben, würden Sie zusammensinken.

Sehen Sie, das geht bis in die Völker hinein. Wir haben Völker, welche wenig Zucker verzehren und auch wenig Stoffe, die Zucker bereiten. Das sind schwache Völker in Bezug auf physische Kräfte. Wir haben Völker, die viel Zucker essen; das sind starke Völker.

Aber so leicht hat es der Mensch mit den Fetten nicht. Wenn der Mensch Fette hat in sich, das Tier auch, so ist das sein eigenes Verdienst, das Verdienst seines Körpers. Die Fette sind ganz sein eigenes Produkt. So dass also der Mensch das, was er an Fetten in sich aufnimmt von außen durch Pflanzenfette, durch tierische Fette, vernichtet, und in der Überwindung der Fette entwickelt er jetzt die Kraft. Bei der Kartoffel, beim Roggen, beim Weizen, da entwickelt der Mensch seine Kräfte, indem er die Stoffe verwandelt; bei den Fetten, die er isst, entwickelt er die Kraft, indem er die Stoffe vernichtet. Wenn ich von außen irgend etwas vernichte, werde ich wieder müde und matt. Wenn ich aber im Inneren ein ganz fettes Beefsteak vernichte, werde ich dadurch schwach, aber diese Vernichtung des ganz fetten Beefsteaks oder die Vernichtung von Pflanzenfett, das gibt mir wiederum Kraft, dass ich das eigene Fett entwickeln kann, wenn mein Körper dazu veranlagt ist. So sehen Sie also, dass die Fettnahrung auf ganz andere Art im menschlichen Körper wirkt als die Kohlehydratnahrung.

Nun, der menschliche Körper ist ja recht kompliziert, und man muss schon sagen, das, was ich Ihnen da erzähle, das ist eine große Arbeit; es muss viel geschehen im menschlichen Leib, dass er diese Pflanzenfette vernichten kann. Nehmen wir aber jetzt an, der Mensch genießt Kraut, also von der Pflanze das Krautartige. Ja, das ist schon so: Wo das Krautartige genossen wird, da ist dasjenige da, was der Mensch namentlich an Fetten von der Pflanze bekommt. Wodurch ist denn der Halm so ein hartes Zeug? Weil er die Blätter umbildet, so dass sie zu Kohlehydraten werden. Wenn aber die Blätter grün bleiben – je grüner sie sind, desto mehr geben sie eben fettige Substanz. So dass also der Mensch, wenn er Brot isst, sagen wir, vom Brot nicht viel Fett aufnimmt in sich. Er nimmt zum Beispiel von dem, was, sagen wir, Brunnenkresse ist – die kleine Pflanze mit den ganz kleinen Blättern –, mehr Fett auf, als wenn er Brot isst. Es ist daher ein Bedürfnis entstanden, dass man das Brot mit Butter, mit etwas Fett isst, nicht für sich, oder wie die Landleute mit Speck und so weiter, was ja wiederum Fett ist, da ist dann für zweierlei gesorgt.

Wenn ich Brot esse, so geht das Brot dadurch, dass das Wurzelhafte der Pflanze bis in den Halm hinaufgeht – denn der Halm, der hat die Wurzelkräfte, trotzdem er Halm ist und oben in der Luft wächst, in sich –, bis in den Kopf hinauf. Es kommt nicht darauf an, ob etwas oben in der Luft ist, sondern ob es wurzelhaft ist. Aber das Blatt, das grüne Blatt ist nicht wurzelhaft. Drunten in der Erde entsteht kein grünes Blatt. Im Herbst, wenn die Sonnenkräfte nicht mehr stark wirken, da kann der Halm ausreifen, gegen den Spätsommer und Herbst zu. Aber die stärksten Triebkräfte der Sonne braucht das Blatt, wenn es reifen soll; das wächst der Sonne zu. So dass wir sagen können: Das Kraut wirkt vorzugsweise auf Lunge und Herz, während also die Wurzel den Kopf stark macht und auch noch die Kartoffel so ist, dass sie eigentlich bis zum Kopfe kommt. Wenn wir das Kraut essen, das vorzugsweise Pflanzenfette uns geben kann, machen wir uns in Herz und Lunge stark, im mittleren Menschen, im Brustmenschen. Das ist, möchte ich sagen, das Geheimnis der menschlichen Ernährung: Will ich auf meinen Kopf wirken, dann bereite ich mir Wurzelnahrung oder Halmnahrung oder so etwas zu; will ich auf Lunge und Herz wirken, mache ich mir Salat und so weiter. Weil aber diese Dinge schon im Darm vernichtet werden und nur die Kräfte wirken, braucht man da nicht so viel zu kochen. Daher werden die Blätter zu Salaten gemacht. Aber alles das, was im Kopfe wirken soll, das kann nicht zu Salaten gemacht werden, das muss verkocht werden. Gekochte Nahrung wirkt vorzugsweise bis in den Kopf. Salatartige Nahrung wirkt vorzugsweise auf Lunge, Herz und so weiter aufbauend, also ernährend hinein, und zwar durch die Fette.

Nun ist es aber so, dass man nicht nur auf den Kopf wirken muss und auf den mittleren, auf den Brustmenschen, sondern der Mensch muss ja auch die Nahrungsorgane selber aufgebaut haben. Er braucht einen Magen, ein Gedärm, er braucht Nieren, die Leber, und er muss also die Nahrungsorgane selber aufgebaut haben. Nun ist das Interessante: Zum Aufbauen der Nahrungsorgane braucht der Mensch als Ernährung gerade das Eiweiß, das Eiweiß in den Pflanzen, und zwar vorzugsweise wie es in den Pflanzen enthalten ist in der Blüte, und namentlich in der Frucht selber. So dass wir sagen können: Die Wurzel ernährt vorzugsweise den Kopf [siehe Zeichnung, Seite 123]; das, was in der Mitte der Pflanze ist, das Kraut, ernährt vorzugsweise die Brust, und das, was in den Früchten ist, den Unterleib.

Schauen wir also auf unsere Saatfelder, so können wir sagen: Gut, dass die da sind, denn davon wird unser Kopf genährt. Schauen wir auf den Salat, den wir anpflanzen, auf alles dasjenige, was wir in den Blättern essen, was wir nicht zu kochen brauchen, weil es schon in den Därmen verdaut werden kann, weil es nur auf die Kräfte ankommt, dann bekommen wir alles das, was uns unsere Brustorgane erhält. Aber gucken wir hinauf auf die Pflaumen, Apfel, Früchte, die an den Bäumen wachsen – ja sehen Sie, da brauchen wir nicht viel zu kochen, denn die werden schon im ganzen Sommer von der Sonne selber ausgekocht! Also da wird schon die innere Reifung bewirkt; da ist es anders als bei Wurzeln und bei dem, was also nicht von der Sonne ausgereift wird, sondern verdorrt wie Halme und so weiter. Bei den Früchten, da brauchen wir nicht viel zu kochen, sondern nur dann, wenn wir einen schwachen Organismus haben, der im Darm die Früchte nicht vernichten kann, müssen wir kochen, Kompotte machen und dergleichen. Also, gerade wenn jemand Darmkrankheiten hat, muss er dafür sorgen, dass er die Früchte in Kompottform bekommt, als Brei, Mus und so weiter. Aber wenn einer ein ganz gesundes Verdauungssystem hat, ein ganz gesundes Darmsystem, dann sind die Früchte gerade dazu da, den Unterleib aufzubauen, und zwar durch das, was sie an Eiweiß in sich haben. Eiweiß in den Pflanzenfrüchten baut Ihnen Ihren Magen auf, baut alles dasjenige auf, was der Mensch im Unterleib als Ernährungsorgane selber hat.

Sehen Sie, was eigentlich für ein Instinkt immer da war! Die Menschen haben natürlich das, was ich Ihnen jetzt auseinandersetze, nicht so mit Begriffen gewusst, aber sie haben es aus dem Instinkt gewusst. Daher haben sie eigentlich immer sich eine gemischte Nahrung zubereitet aus Wurzeln, Kraut und Früchten, haben alle diese Dinge gegessen, und auch auf die Mengen, die man zum einen oder zum anderen braucht, sind sie aus dem Instinkt gekommen.

Nun wissen Sie aber, dass die Menschen nicht bloß Pflanzen essen, sondern auch Tiere, Fleisch von Tieren, Fett von Tieren genießen und so weiter.

Sehen Sie, die Anthroposophie ist nirgends dazu da, fanatisch oder sektenhaft aufzutreten, sondern nur, um zu sagen, wie die Dinge sind. Und man kann nicht sagen, dass der Mensch nur Pflanzen essen soll oder auch Tierisches essen soll und so weiter, sondern man muss Folgendes sagen: Es gibt einfach Menschen, die können durch alle die Kräfte, die sie in sich durch die Vererbung haben, nicht so viel Kräfte aufbringen, dass sie alle die Arbeit verrichten können, um Pflanzenfette soweit zu vernichten, dass die Kräfte wiederum entstehen im Leib, um eigenes Fett zu erzeugen. Sehen Sie, wer nur Pflanzenfette isst, ja, das ist ein Mensch, der entweder darauf verzichten muss, ein dicker Kerl zu werden, weil das Pflanzenfett vernichtet wird – und aus der Vernichtung entstehen Kräfte –, oder aber er muss eine furchtbar gute Gesundheit in der Verdauung haben, dass es ihm leicht wird, die Pflanzenfette zu vernichten; dann kriegt er Kräfte, um eigenes Fett anzusetzen. Die meisten Menschen aber sind so, dass sie eigentlich das gar nicht durchführen können, eigenes Fett genügend anzusetzen, wenn sie nur Pflanzenfett vernichten. Wenn die Menschen aber tierisches Fett essen oder Fleisch, wird das nicht ganz vernichtet. Pflanzenfett geht nicht über die Gedärme heraus, wird in den Gedärmen vernichtet; das Fett aber, das im Fleisch enthalten ist, geht wieder in den Menschen über. Und er darf schwächer sein – schwächer, als wenn er sich bloß mit dem Pflanzenfett ernährt. Daher werden wir unterscheiden zwischen solchen Körpern, die nicht gern das Fett haben, Körpern, die nicht gern Speck essen, die insbesondere fette Nahrungsmittel nicht gern mögen; das sind solche Körper, die verhältnismäßig leicht das Fett vernichten und dadurch Fett in sich selber bilden wollen. Die Körper sagen: Was ich an mir trage an Speck, das will ich mir selber machen; meinen eigenen Speck will ich haben. – Wenn aber einer sich die Tafel ganz voll setzt mit fetten Speisen, dann sagt er nicht: Meinen Speck will ich selber machen –, sondern dann sagt er: Die Welt soll mir meinen Speck geben –, denn das tierische Fett geht in den Leib über. Das ist also eine Erleichterung in der Ernährung.

Wenn das Kind Zucker schleckt, tut es das ja nicht wegen der Ernährung. Es ist schon etwas Nahrhaftes drinnen, wenn die Kinder Zucker schlecken, aber das Kind tut das ja nicht wegen der Ernährung, sondern wegen der Süße. Nun, da wird die Süßigkeit bewusst beim Zuckerschlecken. Wenn der Mensch aber das Fett vom Ochsen, vom Schwein, oder was es halt ist, in sich aufnimmt – ja, da geht das über in seinen Körper. Das befriedigt seine Wollust geradeso, wie das Zuckerschlecken die Wollust des Kindes befriedigt, nur dass es nicht so befriedigt, aber der Mensch fühlt schon, dass da Wollust drinnen ist. Nun braucht der Mensch natürlich zu seinem inneren Dasein diese innere Wollust. Daher liebt er das Fleisch. Fleisch isst man also besonders, wenn der Körper das Fleisch liebt.

Aber man darf in dieser Beziehung nicht fanatisch sein. Es gibt Menschen, die können gar nicht bestehen, wenn sie kein Fleisch essen. Es muss daher immer sorgfältig ausprobiert werden, ob sie wirklich ohne Fleisch leben können. Aber wenn einer ohne Fleisch auskommen kann, fühlt er sich dann, wenn er von der Fleischnahrung übergeht zu der vegetarischen Nahrung, stärker als vorher. Sehen Sie, das ist eben die Schwierigkeit: Mancher verträgt gar nicht zu leben ohne Fleisch. Wenn er aber das kann, so fühlt er sich dann stärker, wenn er Vegetarier geworden ist, weil er nicht mehr darauf angewiesen ist, fremdes Fett in sich abzulagern, sondern nur sein eigenes Fett kriegt; in dem fühlt er sich dann stark.

Und ich kann schon sagen: Das weiß ich von mir selber, der ich die Anstrengungen, die ich seit langer Zeit, die ich in den letzten vierundzwanzig Jahren habe durchmachen müssen, dass ich die anders nicht hätte durchmachen können! Dann würde ich nicht ganze Nächte haben fahren können und am nächsten Tag einen Vortrag halten und so weiter. Denn, nicht wahr, es wird einem das, was man sich selber bereiten muss, wenn man Vegetarier ist, abgenommen, wenn man sich durch das Tier zuerst diese Arbeit verrichten lässt. Das ist die Geschichte. Sie dürfen aber nicht glauben, dass ich in irgendeiner Weise für den Vegetarismus agitiere, weil es wirklich immer erst ausprobiert werden muss, ob der betreffende Mensch überhaupt Vegetarier werden kann oder nicht; das ist seine Anlage.

Sehen Sie, besonders wichtig ist das ja beim Eiweiß. Eiweiß kann man auch umgestalten, wenn man in der Lage ist, es so, wie man es aufnimmt als Pflanzeneiweiß, im Gedärm zu vernichten; und dann bekommt man die Kräfte. Aber sobald das Gedärm schwach wird, muss man es schon von außen bereiten, also richtig Eiweiß aufnehmen, was ja dann zum Beispiel tierisches Eiweiß ist, denn die Hühner, die die Eier liefern, sind ja auch Tiere. Nun, das Eiweiß, das ist etwas, was eigentlich wirklich ganz falsch beurteilt wird, wenn man die Sache nicht geisteswissenschaftlich beurteilt.

Wenn ich Wurzeln esse, so kommen ihre Salze bis in meinen Kopf. Wenn ich Salat esse, so kommen die Kräfte – nicht die Fette selber, aber die Kräfte, die von den Fetten in den Pflanzen sind – in meine Brust, Lunge und Herz. Wenn ich Früchte esse, so kommt das Eiweiß aus den Früchten aber nicht bis in die Brust, sondern bleibt im Gedärm. Und das Eiweiß nun, das man aus dem Tierischen hat, das geht weiter als ins Gedärm, das versorgt den Körper, weil das Eiweiß von den Tieren sich ausbreitet. So könnte man sagen: Wenn der Mensch besonders viel Eiweiß isst, so muss er ein gut genährter Mensch werden.

Das hat dazu geführt, dass im materialistischen Zeitalter die Leute, die Medizin studiert hatten, den Leuten übertriebenen Eiweißgenuss angeraten haben; man hat behauptet, dass hundertzwanzig bis hundertfünfzig Gramm Eiweiß notwendig sind. Unsinn ist das! Heute weiß man, dass nur ein Viertel davon für den Menschen notwendig ist. Und tatsächlich, wenn der Mensch so furchtbar viel Eiweiß isst, was unnötig ist – ja, sehen Sie, dann kommt es eben so, wie es einmal einem Professor gegangen ist mit seinem Assistenten: Die haben einen Menschen, der unterernährt war, mit Eiweiß auffüttern wollen. Nun setzt man voraus, dass das Eiweiß, wenn es besonders viel ist, umgewandelt wird im Menschen und dass sich im Urin zeigt, dass er Eiweiß gegessen hat. Nun kamen sie bei diesem Menschen darauf: Der Urin zeigt nicht, dass das Eiweiß im Körper drinnen verarbeitet ist. Sie kamen nicht darauf, dass durch den Darm Eiweiß abging. Der Professor war ganz wild darüber. Und der Assistent sagte mit schlotternden Beinen ängstlich: Ja, Herr Professor, vielleicht durch den Darm? – Ja, was war geschehen? Die haben den Mann mit Eiweiß überfüttert, aber das hat ihm nichts genützt, denn das Eiweiß ist vom Magen in den Darm gegangen und dann wiederum hinten heraus. Es ist also gar nicht in den Körper gegangen. Wenn man zu viel Eiweiß füttert, so geht es gar nicht in den Körper, sondern in die Fäkalien. – Aber etwas hat er doch davon, denn bevor es herausgeht, bleibt es im Darm liegen und wird zu Gift und intoxiert den ganzen Körper, vergiftet den Körper! Das hat man von zu viel Eiweiß. Und von dieser Vergiftung entsteht sehr häufig die Arterienverkalkung, so dass viele Menschen die Arterienverkalkung zu früh kriegen – sie einfach deshalb kriegen, weil sie mit Eiweiß überfüttert werden.

Also, es ist schon wichtig, so wie ich es gerade auseinandergesetzt habe, die Ernährungsfrage kennenzulernen. Denn die meisten Menschen sind eigentlich sehr häufig der Ansicht: Man wird um so besser ernährt, je mehr man isst. Das ist nicht richtig, sondern man wird manchmal viel besser ernährt, wenn man weniger isst, weil man dann sich nicht vergiftet.

Und das ist es: Man muss wissen, wie diese einzelnen Stoffe wirken. Man muss wissen, dass also Salze vorzugsweise auf den Kopf wirken, dass Kohlehydrate, wie sie also in unseren Hauptnahrungsmitteln, in Brot und in den Kartoffeln sind, mehr auf das Lungensystem und auf das Haissystem – Lunge, Hals, Gaumen und so weiter – wirken, dass Fette vorzugsweise wirken auf Herz und Blutgefäße, Arterien und Venen und dass das Eiweiß vorzugsweise wirkt auf die Unterleibsorgane. Der Kopf hat überhaupt nichts Besonderes vom Eiweiß. Das Eiweiß, das im Kopfe ist – natürlich muss der Kopf auch aus Eiweiß aufgebaut werden, denn er besteht ja aus lebendiger Substanz –, das Eiweiß muss sich der Mensch auch selber bilden. Wenn man ihn also überfüttert, so darf man nicht glauben, dass er dadurch ein besonders gesundes Hirn kriegt, sondern im Gegenteil, er kriegt ein vergiftetes Hirn.

Eiweiß:	Unterleibsorgane
Fette:	Herz und Blutgefäße
Kohlehydrate:	Lunge, Hals, Gaumen
Salze:	Kopf

Nun isst ja der Mensch fortwährend. Er isst Tierisches, und er isst Pflanzliches. Ich habe Ihnen schon einmal gesagt: Es fällt mir gar nicht ein, irgendwie zu agitieren für diese oder jene Nahrungsweise, sondern ich sage nur, wie sie wirkt. Und es ist oftmals vorgekommen, dass Vegetarier zu mir gekommen sind und gesagt haben, sie fühlen sich manchmal so zu einer leisen Ohnmacht geneigt und so weiter, und da sagte ich ihnen: Ja, das rührt eben davon her, dass Sie kein Fleisch essen. – Nicht wahr, man muss die Dinge ganz objektiv betrachten. Man muss nicht irgend etwas erzwingen wollen. Aber «objektiv betrachten» – was heißt das mit Bezug auf Pflanzenessen und Fleischessen? Sehen Sie, betrachten Sie eine Pflanze. Eine Pflanze bringt es dazu, dass sie ihren Keim, der in die Erde gesenkt wird, bis zu den grünen Blättern und farbigen Blumenblättern entwickelt. Und nun vergleichen Sie so etwas, was Sie von der Pflanze bekommen – also entweder, sagen wir, Sie pflücken direkt Ähren ab oder Sie pflücken Kraut ab und machen das zu irgendeinem Kohlgemüse oder dergleichen, indem Sie es kochen –, vergleichen Sie das mit dem Fleisch, mit dem Muskelfleisch der Tiere, es ist ein ganz anderer Stoff, nicht wahr. Aber in welchem Verhältnis stehen diese zwei Stoffe?

Sie wissen ja, es gibt Tiere, die sind einfach gute vegetarische Wesen. Es gibt doch Tiere, die kein Fleisch essen. Sagen wir also zum Beispiel unsere Kühe, die essen kein Fleisch. Pferde sind auch nicht auf Fleisch erpicht; die fressen ja auch nur Pflanzen. Nun müssen Sie sich klar sein: Das Tier, das schoppt nicht bloß immer die Nahrung in sich hinein, sondern es stößt auch fortwährend das, was in seinem Körper ist, heraus. Bei den Vögeln wissen Sie, dass es so etwas gibt wie die Mauserung. Da verlieren die Vögel ihre Federn und müssen sie durch neue ersetzen. Sie wissen, dass die Hirsche ihre Geweihe abwerfen. Und Sie schneiden sich die Nägel ab; die wachsen wieder nach. Aber dasjenige, was da so sichtbar äußerlich auftritt, das ist ja fortwährend da! Wir stoßen fortwährend Haut ab. Ich habe Ihnen das schon einmal auseinandergesetzt. Und in einem Zeitraum von etwa sieben bis acht Jahren haben wir den ganzen Körper abgestoßen und durch einen neuen ersetzt. Das ist aber bei den Tieren auch der Fall.

Also betrachten Sie eine Kuh oder einen Ochsen: Ja, wenn Sie ihn nach Jahren betrachten, so ist ja das Fleisch, das in ihm drinnen ist, ein ganz anderes. Beim Ochsen ist es etwas anders als beim Menschen; es geht das Auswechseln sogar schneller. Es ist also ein anderes Fleisch da. Woraus ist aber das Fleisch geworden? Das müssen Sie sich fragen. Das ist ja aus lauter Pflanzenstoffen geworden! Der Ochse hat selber aus Pflanzenstoffen Fleisch in seinem Körper erzeugt. Das ist ja das Allerwichtigste, was man dabei bedenken muss. Also der tierische Körper ist imstande, aus dem Pflanzlichen Fleisch zu machen.

Nun, Sie können Kohl noch solange kochen, dann kriegen Sie noch immer kein Fleisch daraus! Das gibt es nicht, dass Sie Fleisch kriegen in Ihrer Pfanne oder in Ihrem Haferl! Ebenso wenig hat schon jemals einer einen Kuchen gebacken so, dass daraus Fleisch geworden ist. Also, das kann man nicht durch äußere Kunst machen. Aber, im Grunde genommen, im tierischen Körper wird das gemacht, was man äußerlich nicht machen kann. Es wird eben einfach Fleisch erzeugt im tierischen Körper. Ja, dazu müssen die Kräfte eben erst im Körper sein. Unter unseren technischen Kräften haben wir keine solchen, durch die wir einfach aus Pflanzen Fleisch machen können. Das haben wir nicht. Also, in unserem Körper und im tierischen Körper sind Kräfte, welche aus Pflanzensubstanz, Pflanzenstoffen Fleischstoffe machen können.

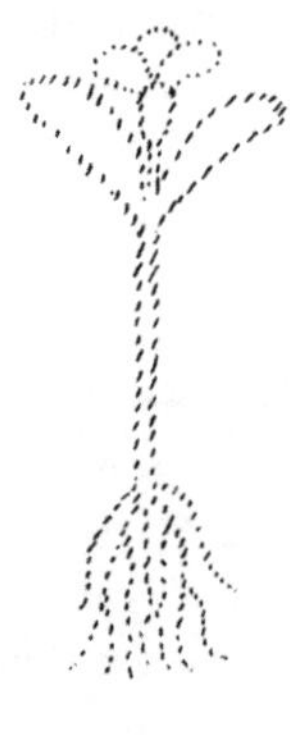

Jetzt betrachten Sie eine Pflanze. Das soll die Pflanze sein [siehe Zeichnung]. Da ist sie noch auf der Wiese oder auf dem Feld. Bis daher haben die Kräfte gewirkt, haben grüne Blätter, Blüten hervorgebracht und so weiter. Nun denken Sie sich, eine Kuh frisst nun diese Pflanze. Wenn die Kuh oder der Ochse diese Pflanze frisst, dann wird sie in ihm zu Fleisch. Das heißt, er hat die Kräfte, durch die er aus dieser Pflanze Fleisch machen kann, in sich.

Nun denken Sie sich, diesem Ochsen fiele es auf einmal ein zu sagen: Das ist mir zu langweilig, dass ich da herumgehen und mir erst diese Pflanzen abbeißen soll. Das kann für mich ein anderes Vieh machen. Ich fresse gleich dieses Vieh! Nun schön, der Ochse würde anfangen Fleisch zu fressen. Aber er kann doch das Fleisch selber erzeugen! Er hat die Kräfte dazu in sich. Was geschieht also, wenn er statt Pflanzen Fleisch direkt frisst? Er lässt die ganzen Kräfte ungenützt, die in ihm Fleisch erzeugen können! Wenn Sie irgendwo eine Fabrik sich denken, durch die irgend etwas erzeugt werden soll, und Sie erzeugen nichts, aber bringen die ganze Fabrik in Tätigkeit – denken Sie sich einmal, was da für Kraft verloren geht! Es geht ja ungeheure Kraft verloren. Aber die Kraft, die im tierischen Körper verloren geht, die kann ja nicht einfach verloren gehen. Der Ochse ist endlich ganz angestopft von dieser Kraft; die tut etwas anderes in ihm, als aus Pflanzenstoffen Fleischstoffe zu machen. Diese Kraft, die bleibt bei ihm, die ist ja da. Die tut etwas anderes in ihm. Und das, was sie tut, das erzeugt in ihm allerlei Unrat. Statt dass Fleisch erzeugt wird, werden schädliche Stoffe erzeugt. Der Ochse würde also, wenn er anfangen würde, plötzlich ein Fleischfresser zu werden, sich mit allen möglichen schädlichen Stoffen ausfüllen. Namentlich mit Harnsäure und mit Harnsäuresalzen würde er sich ausfüllen.

Nun haben solche Harnsäuresalze nämlich auch ihre besonderen Gewohnheiten. Die besonderen Gewohnheiten der Harnsäuresalze sind, dass sie eine Schwäche haben gerade für das Nervensystem und für das Gehirn. Und die Folge davon würde sein, wenn der Ochse direkt Fleisch fressen würde, dass sich in ihm riesige Mengen von Harnsäuresalzen absondern würden; die würden nach dem Gehirn gehen und der Ochse würde verrückt werden. Wenn wir das Experiment machen könnten, eine Ochsenherde plötzlich mit Tauben zu füttern, so würden wir eine ganz verrückte Ochsenherde kriegen. Das ist so der Fall. Trotzdem die Tauben so sanft sind, würden die Ochsen verrückt werden.

Sehen Sie, eine solche Sache spricht natürlich gegen den Materialismus, denn wenn die Ochsen bloß Tauben fressen würden, so müssten die Ochsen sanft werden wie die Tauben, wenn bloß das Materielle wirksam wäre – sie werden das ganz gewiss nicht, sondern sie werden furchtbar leidenschaftliche und wütende Kerle werden. Nun denken Sie einmal, das wird ja schon dadurch bestätigt, wie leidenschaftlich die Rosse werden, wenn man ihnen nur ein bisschen Fleisch gibt; gleich fangen sie an, wild zu werden, weil sie eben auch nicht Fleischnahrung gewohnt sind.

Nun, das geht natürlich auf den Menschen über. Es ist sehr interessant in der Geschichte: Ein Teil der Bevölkerung von Asien isst streng vegetarisch. Das sind nämlich sanfte Leute, die wenig Krieg führen. Erst in Vorderasien hat man angefangen Fleisch zu essen, und da begann auch die Kriegswut. Und die Sache ist diese, dass einfach diejenigen asiatischen Völker, die also kein Fleisch essen, die Kräfte, die sonst unverbraucht, unbenutzt gelassen werden, zum Umwandeln von Pflanzenstoffen in Fleischstoff verwenden. Und die Folge davon ist, dass sie sanft bleiben, währenddem die anderen Völker, welche Fleisch essen, eben nicht so sanft bleiben.

Nun, nicht wahr, muss man aber sich darüber klar sein, dass ja die Menschen zu solchen Überlegungen, wie wir sie jetzt machen, erst nach und nach reif geworden sind. Als die Menschen angefangen haben, Fleisch zu essen, konnte man sich das ja nicht so überlegen, wie wir es jetzt gerade gemacht haben. Das ist alles aus dem Gefühl und aus dem Instinkt hervorgegangen.

Sehen Sie, der Löwe frisst fortwährend Fleisch; er ist kein Pflanzenfresser. Der Löwe hat ein sehr kurzes Gedärm. Und diejenigen Tiere, die Pflanzenfresser sind, die haben ein sehr langes Gedärm. Da ist der Darm sehr lang. Aber so ist es auch beim Menschen. Wenn der Mensch einfach in irgendeiner Rasse oder irgendeinem Volk geboren ist und alle seine Vorfahren Fleisch gegessen haben, dann ist ja der Darm schon kürzer geworden, schon zu kurz geworden für den bloßen Vegetarismus. Und dann muss der Mensch erst all das durchmachen, was ihn befähigt, trotzdem seine Gesundheit aufrecht zu erhalten, wenn er bloß Pflanzen isst.

Gewiss, es ist heute schon durchaus möglich, Vegetarier zu sein. Und es hat sehr viel für sich. Namentlich hat man einen gewissen Nutzen vom bloßen Pflanzenessen, nicht Fleischessen: Man wird nicht so schnell müde. Von innen heraus wird man nicht so schnell müde, weil eben nicht solche Harnsalze und Harnsäuren abgesondert werden. Man wird nicht so schnell müde und behält einen freieren Kopf, kann daher auch leichter denken, wenn man überhaupt denkt. Derjenige, der nicht denken kann, dem nützt es natürlich auch nichts, wenn er seinen Kopf frei bekommt von Harnsäuresalzen, denn, nicht wahr, es ist notwendig, dass die ganze menschliche Organisation zusammenstimmt. Nun also, es kann sich der Mensch heute durch eine Überwindung zum Pflanzenesser machen. Dann verwendet er die Kräfte, die bei den meisten Menschen, die heute Fleisch essen, eben einfach nicht verwendet werden.

Also, wir können schon sagen, man sieht, dass die Fleischnahrung im Menschen unverbrauchte Kräfte erzeugt, die sich dann dazu anschicken, in unrichtiger Weise im menschlichen Körper zu wirken und Unrat in ihm zu erzeugen. Nun ist es natürlich so, dass dieser Unrat ja auch wiederum fortgeschafft werden kann. Aber es ist manchmal eine sehr komplizierte Geschichte. Man kann schon sagen: Manche Dinge, richtig ausgesprochen, die nehmen sich ganz sonderbar aus. Man lernt Leute kennen, die arbeiten in ihrer Art den Winter hindurch, essen aber auch in ihrer Art den Winter hindurch, indem sie gerade soweit mit Lust essen, dass sie noch eine kleine Magenverstimmung jeden Tag haben, die sie dann durch die nötigen Schnäpse, die sie trinken, im Zaum halten. Aber kaum kommt der April oder Mai heran, dann sind sie für Karlsbad reif oder für irgendein anderes Bad. Dann haben sie nämlich in ihrem Organismus, in ihrem Körper, eine ganze Menge von Unrat angesammelt, und jetzt handelt es sich darum, dass sie eigentlich einen Ausmister brauchen. Es muss ausgemistet werden. Nun gehen sie nach Karlsbad. Und Sie wissen ja, wie das Karlsbader Wasser wirkt; das bewirkt eine ganz lebhafte Diarrhöe. Da wird auch entsprechend ausgemistet. Nun misten sie aus, und dann können sie, wenn sie zurückkommen, wieder anfangen. Aber sie erreichen in der Regel nichts anderes, als dass sie dann jedes Jahr nach Karlsbad gehen müssen. Denn wenn sie einmal verhindert werden, nach Karlsbad zu gehen, kriegen sie gleich so etwas wie Diabetes, Zuckerkrankheit, und dergleichen.

Nicht wahr, wenn man so gesellschaftlich sich ausdrückt, dann sieht es leidlich aus, wenn man sagt: Der geht nach Karlsbad. Aber in Wirklichkeit bedeutet das eigentlich, einen anstellen, der mit Misteimern den Körper wieder in Ordnung bringt. Und das tun die Schlucke von Karlsbader Wasser und die Einwirkung des Bades. Die bewirken also, dass da gründlich ausgemistet wird. Dann geht es wiederum eine Zeitlang.

Ja, auf diese Weise kann man natürlich die Volksgesundheit nicht gerade heben. Schließlich ist es ja eigentlich so, dass nach der Art und Weise, wie so jemand isst, der nach Karlsbad oder einem ähnlichen Bad gehen kann, die Sachen schon alle auf den Markt gebracht werden. Der andere, der nicht nach Karlsbad geht, muss auch essen. Bei dem wird dann nicht ausgemistet, wenn er nicht das Geld hat, nach Karlsbad zu gehen. Er kriegt ja nichts anderes zu essen. Daher muss schon bei der Medizin angefangen werden, das soziale Leben in die richtigen Bahnen zu bringen.

Kapitel VIII: Kartoffeln, Rote Beete, Rettiche und das Geistige im Menschen

In diesem Kapitel untersucht Rudolf Steiner die Wirkung von Wurzelgemüse wie Kartoffeln, Rote Beete und Rettichen im Hinblick darauf, wie der Körper Nahrung dazu verwendet, sich selber zu erneuern. Im Gegensatz zur materialistischen Auffassung, wonach der Körper unmittelbar durch die Nahrungssubstanzen aufgebaut wird, verdeutlicht Steiner hier, wie die Ernährung dem Menschen nur den Anreiz vermittelt, der es ihm ermöglicht, sich aus der geistigen Sphäre heraus zu erneuern.

Nun möchte ich Ihnen, weil das auch in einer der Fragen enthalten ist, noch etwas anderes anführen. Sie werden ja vielleicht schon gehört haben, dass die Kartoffel erst zu einer bestimmten Zeit in Europa eingeführt worden ist. Kartoffelesser waren ja die Menschen in Europa nicht immer.

[…] Wenn Sie die ganze Pflanze anschauen, so besteht sie aus der Wurzel, aus dem Stengel, aus den Blättern und aus der Blüte [siehe Zeichnung S. 150]. Es ist sehr merkwürdig bei der Pflanze: Die Wurzel da unten, die wird dem Erdboden sehr ähnlich und enthält namentlich viel Salze, und die Blüte da oben, die wird sehr ähnlich der warmen Luft. Da ist es so, wie wenn an der Blüte durch die Sonnenwärme fortwährend gekocht wird. Die Blüte enthält daher Öle und Fette, namentlich Öle. So dass wir also, wenn wir eine Pflanze anschauen, unten die Salze haben, die sich absetzen. Die Wurzel ist salzreich, die Blüte ist ölreich.

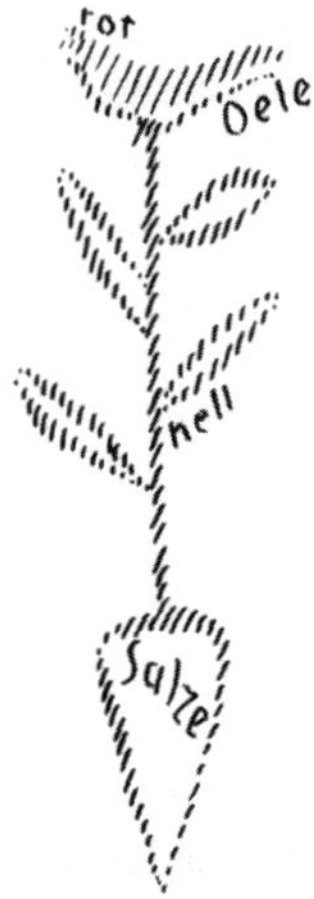

Nun, die Folge davon ist, dass wir, wenn wir die Wurzel essen, dann viel Salze in unsere Gedärme hinein bekommen. Diese Salze, die finden den Weg bis zum Gehirn hin und regen unser Gehirn an. Also die Salze, die regen unser Gehirn an. Und es ist zum Beispiel, wenn jemand nicht an migräneartigem Kopfschmerz, sondern an den Kopfschmerzen leidet, die den Kopf ausfüllen, ganz gut, wenn er Wurzeln isst. Sie können ja sehen, wie eine gewisse salzige Schärfe in vielen Wurzeln enthalten ist. Sie können das feststellen durch den Geschmack. Wenn Sie aber Blüten essen, da ist eigentlich die Pflanze schon halb gekocht. Da heraußen sind schon die Öle; das ist etwas, was vorzugsweise den Magen und die Gedärme einfettet, das hat seine Wirkung auf den Unterleib. Das muss auch der Arzt berücksichtigen, wenn er Tee verschreibt. Niemals wird jemand, wenn er einen Tee aus der Blüte kocht, auf den Kopf eine starke Wirkung ausüben; dagegen wenn er die Wurzeln abkochen und das den Kranken trinken lässt, wird er eine starke Wirkung auf den Kopf ausüben. Also sehen Sie, während wir beim Menschen vom Bauch zum

Kopf gehen müssen, von unten herauf, müssen wir bei der Pflanze den umgekehrten Weg machen, von der Blüte zu den Wurzeln. Die Wurzel der Pflanze ist mit dem Kopf verwandt. Die Blüte der Pflanze ist mit den Gedärmen und so weiter verwandt. Wenn wir das bedenken, wird uns gewissermaßen ein Licht aufgehen über die Bedeutung der Kartoffel. Denn die Kartoffel, die hat Knollen; das ist etwas, was nicht ganz Wurzel geworden ist. Man isst also, wenn man viel Kartoffeln isst, vorzugsweise Pflanzen, die nicht ganz Wurzel geworden sind. Wenn man sich also beschränkt auf das Kartoffelessen und zu viel Kartoffeln isst, kriegt man nicht genug in den Kopf hinein. Es bleibt unten in dem Verdauungstrakt. So dass es also so ist, dass mit dem Kartoffelessen die Menschen in Europa ihren Kopf, ihr Gehirn vernachlässigt haben. Diesen Zusammenhang sieht man erst, wenn man Geisteswissenschaft treibt. Da sagt man sich: Seit in Europa diese Kartoffelnahrung immer mehr und mehr überhand genommen hat, seit der Zeit ist der Kopf der Menschen unfähiger geworden.

Und es werden durch die Kartoffel vorzugsweise Zunge und Schlund angeregt. Wenn wir bei der Kartoffelpflanze hinuntergehen, so gehen wir nicht ganz bis zu der Wurzel. Ebenso ist es beim Menschen: Wenn wir nicht ganz bis zum Kopf heraufgehen und bleiben bei Zunge und Schlund, so werden die besonders angeregt durch die Kartoffel, und daher ist die Kartoffel als Mitspeise, als Zuspeise für die Leute sehr schmackhaft, weil sie dasjenige anregt, was unter dem Kopf ist und den Kopf unbelästigt lässt.

Wenn man Rote Rüben isst, dann bekommt man eine furchtbare Sehnsucht, viel zu denken. Das macht der Mensch ganz unbewusst. Wenn man Kartoffeln isst, so bekommt man eigentlich die Sehnsucht, recht bald wieder zu essen. Die Kartoffel macht so schnell hungrig, weil sie nicht ganz bis zum Kopf geht. Die Rote Rübe macht sehr schnell satt, weil sie tatsächlich, was das Wichtige ist, bis zum Kopf geht und der Kopf das Wichtigste ist, weil sie ihn ganz durchsetzt mit Tätigkeit, wenn sie richtig in den Kopf hineingeht. Das ist ja den Menschen natürlich furchtbar unangenehm, dass sie denken sollen, und daher lieben sie manchmal eben mehr die Kartoffel als die Rote Rübe, weil die Kartoffel nicht zum Denken anregt. Da wird man faul. Sie regt nicht zum Denken an, man wird faul im Denken. Dagegen die Rote Rübe regt sehr stark das Denken an, weil sie eine richtige Wurzel ist. Sie regt sehr stark an zum Denken, aber sie regt so an, dass man eigentlich denken will, und wenn man nicht denken will, dann liebt man Rote Rüben nicht. Wenn man eine Anregung zum Denken braucht, so muss man insbesondere die salzige Anregung zum Beispiel von Rettichen brauchen. Wenn jemand nicht sehr regsam im Kopfe ist, so tut ihm das gut, weil ein bisschen die Gedanken in Bewegung gebracht werden, wenn er Rettich zu den Speisen hinzunimmt.

So sehen Sie, dass diese merkwürdige Sache auftritt: Man kann sagen, Rettiche regen das Denken an. – Und man braucht gar nicht selber sehr tätig zu sein im Denken; da kommen die Gedanken, wenn man Rettich isst, so starke Gedanken, dass sie sogar noch ganz mächtige Träume machen. Wer viel Kartoffeln isst, dem kommen nicht starke Gedanken, dagegen kommen ihm Träume, die ihm schwer machen. Und derjenige, der also fortwährend Kartoffeln essen muss, der wird eigentlich fortwährend müde sein und fortwährend schlafen und träumen wollen. Daher hat es eine große kulturhistorische Bedeutung, große geschichtliche Bedeutung, was für Nahrungsmittel eigentlich an die Menschen herankommen.

Da könnten Sie sagen: Ja, aber die Sache ist doch so, dass wir ja eigentlich ganz und gar von dem Stoffe leben! – Und doch ist das nicht wahr. Ich habe Ihnen schon oft gesagt:

Wir Menschen haben ungefähr alle sieben Jahre einen neuen Körper. Der erneuert sich fortwährend. Dasjenige, was wir vor acht oder zehn Jahren an Stoff in unserem Körper hatten, das haben wir jetzt nicht mehr drinnen. Es ist heraus. Das haben wir uns mit den Nägeln weggeschnitten, mit den Haaren abgeschnitten, es ist durch den Schweiß herausgegangen. Das geht heraus. Manches geht recht schnell, manches langsam, aber es geht heraus. Nun, wie stellt man sich die Geschichte mit dem Menschen eigentlich vor? Sehen Sie, man stellt es sich ungefähr so vor – ich will jetzt schematisch zeichnen [siehe Zeichnung, rot] –: Da wäre der Mensch [hell]. Nun sondert der Mensch fortwährend Stoff ab und nimmt immerfort neuen Stoff auf [Pfeile blau]. So dass man sich also denkt: Durch den Mund kommt der Stoff herein, durch den After und Urin geht der Stoff wieder hinaus, und der Mensch ist so ein Schlauch. Er nimmt den Stoff auf durch Essen, behält ihn eine Zeitlang, und wirft ihn wieder heraus. – So denkt man ungefähr, sei der Mensch aufgebaut.

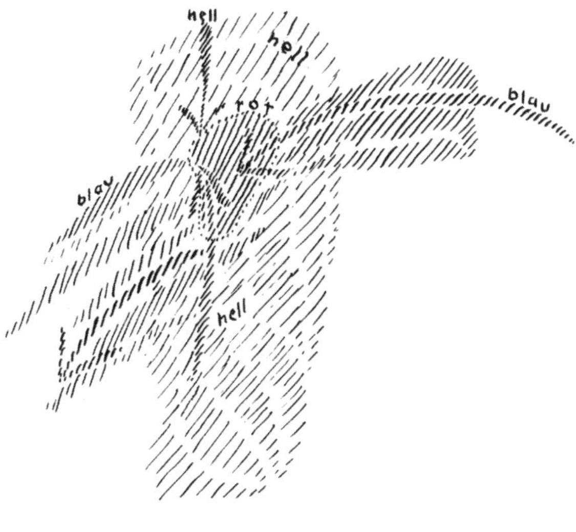

Aber in den wirklichen Menschen geht nämlich gar nichts von dem Erdenstoff herein, gar nichts. Das ist bloß eine Täuschung. Die Sache ist nämlich so. Wenn wir, sagen wir, zum Beispiel Kartoffeln essen, dann handelt es sich gar nicht darum, etwas von der Kartoffel aufzunehmen, sondern die Kartoffel ist bloß etwas, was uns anregt, anregt in Kiefer, Schlund und so weiter. Da wirkt überall die Kartoffel. Und nun entsteht in uns die Kraft, diese Kartoffel wieder herauszutreiben, und während wir sie heraustreiben, kommt uns aus dem Äther, nicht aus dem festen Stoff, dasjenige entgegen [Pfeile hell], was unseren Körper im Laufe von sieben Jahren aufbaut. Wir bauen uns eigentlich gar nicht aus dem Stoff der Erde auf. Was wir essen, essen wir bloß, damit wir eine Anregung haben. In Wirklichkeit bauen wir uns aus dem auf, was oben ist. So dass das Ganze, was sich die Menschen vorstellen, dass da die Nahrung hereinkomme und dass dort die Nahrung wieder herausgehe und in der Zwischenzeit etwas drinnen bleibe, gar nicht stimmt; das bildet nur eine Anregung. Da kommt eine Gegenkraft aus dem Äther heran, und wir bauen uns unseren ganzen Körper aus dem Äther heraus auf. Alles, was wir an uns haben, ist nicht aus dem Stoff der Erde heraus aufgebaut. Sie sehen, wenn wir hinstoßen und es stößt wieder her, so dürfen Sie den zweiten Stoß nicht verwechseln mit dem Hinstoßen. Sie dürfen nicht die Tatsache, dass wir Nahrung brauchen, damit wir nicht faul werden im Wiederherstellen unseres Körpers, verwechseln damit, dass wir diese Nahrung in uns hineinnehmen.

Nun ist es so, dass allerdings Unregelmäßigkeiten eintreten können. Wenn wir nämlich zu viel Nahrung aufnehmen, dann bleibt allerdings die Nahrung zu lange in uns drinnen. Dann sammeln wir unberechtigten Stoff in uns auf, werden korpulent, dick und so weiter. Wenn wir zu wenig aufnehmen, haben wir zu wenig Anregung und nehmen zu wenig das, was wir brauchen, aus der geistigen Welt heraus, aus der ätherischen Welt.

Aber das ist etwas so Wichtiges, dass wir uns gar nicht aufbauen aus der Erde und ihren Stoffen, sondern dass wir uns aufbauen aus dem, was außer der Erde ist! Wenn das so ist, dass in sieben Jahren der ganze Körper erneuert wird, wird ja auch das Herz erneuert [rot]. Das Herz, das Sie also in sich getragen haben vor acht Jahren, das haben Sie jetzt nicht mehr in sich, sondern das ist erneuert worden, erneuert worden nicht aus dem Stoff der Erde, sondern erneuert worden aus dem, was im Lichte die Erde umgibt. Zusammengedrücktes Licht ist Ihr Herz! Sie haben Ihr Herz tatsächlich aus dem Sonnenlicht zusammengedrückt. Und das, was Sie an Nahrung aufgenommen haben, das hat nur angeregt, dass Sie das Sonnenlicht so weit zusammendrücken. Alle Ihre Organe bauen Sie auf aus dem, was die durchlichtete Umgebung ist, und dass wir essen, dass wir Nahrung aufnehmen, das bedeutet nur die Anregung.

Sehen Sie, das einzige, was uns die Nahrung gibt, das ist, dass wir so etwas in uns haben wie eine Art inneren Sessel. Wir spüren uns, kommen dadurch im gewöhnlichen Leben zum Ich-Gefühl, dass wir physische Materie in uns haben, physischen Stoff. Wir spüren uns geradeso, wie wenn Sie sich auf den Sessel setzen. Da spüren Sie ja auch den Sessel, der auf Sie drückt. Und so spüren Sie Ihren Körper, der auf das, was Sie aus dem Weltenall gemacht haben, fortwährend drückt. Wenn Sie schlafen, spüren Sie ihn nicht, weil Sie da aus sich heraußen sind. Sie spüren Ihren Körper; das ist eine Art Ruhebett, das Ihnen gemacht ist, bei dem einen härter, wenn er knochig ist, bei dem anderen weicher. Das ist eine Art von Ruhebett, in das sich der Mensch legt, und man spürt ja auch den Unterschied zwischen einem weichen Federbett und einer Holzbank! Und so spürt der Mensch den Unterschied von dem, was in ihm hart und weich ist. Aber das ist nicht der eigentliche Mensch, sondern der eigentliche Mensch ist das, was da in ihm drinnen sitzt.

Kapitel IX: Die Wirkungen von Eiweiß, Fetten, Kohlehydraten und Salzen

Rudolf Steiner betrachtet nun insbesondere die Art und Weise, wie sich Eiweiß, Fette, Kohlehydrate und Salze auf die Funktionen des physischen Leibes und die geistigen Wesensglieder des Menschen auswirken. Ein spezieller Aspekt dabei ist sein Hinweis, dass ein übermäßiger Konsum von Kartoffeln die Fortpflanzung aufgrund der bereits an anderen Stellen in diesem Buch beschriebenen negativen Ernährungseinflüsse des Knollengewächses beeinträchtigen kann.

Sie werden sich erinnern – ich habe ja diese Dinge schon einmal angedeutet –, der Mensch lebt eigentlich von viererlei Produkten: von Eiweiß, das er eigentlich mit allen seinen Nahrungsmitteln in sich aufnimmt, das in einer, ich möchte sagen, charakteristischen, in einer besonders bezeichnenden Form ja im Hühnerei enthalten ist, das aber in allen Nahrungsmitteln mit enthalten ist. Also, das ist das Erste, das Eiweiß. Dann nimmt der Mensch auch Fette auf, nicht nur, indem er direkt tierisches Fett genießt, sondern Fett ist wiederum in allem enthalten. Sie wissen, es werden auch andere Produkte zu fetthaltigen Nahrungsmitteln umgestaltet, wie zum Beispiel die Milch zum Käse umgestaltet wird und so weiter. Das dritte Nahrungsmittel, das sind diejenigen Produkte, die wir als Kohlehydrate bezeichnen, und das ist all dasjenige, was wir aus dem Pflanzenreiche aufnehmen, natürlich auch mit aufnehmen aus den anderen Nahrungsmitteln, aber was wesentlich enthalten ist eben in solchen Nahrungsmitteln wie Weizen, Roggen, Linsen, Bohnen, aber auch in der Kartoffel, und in der Kartoffel in ganz vorherrschendem Maße. Das letzte, was der Mensch nötig hat zum Leben, was er gewöhnlich nur als einen Zusatz betrachtet, was aber zum Leben ganz besonders auch notwendig ist, das sind die Salze. Nun, wir nehmen ja unsere Salze zunächst in Form des Kochsalzes auf, aber wiederum enthalten alle Nahrungsmittel Salze. So dass wir also sagen können: Die menschliche Nahrung muss, damit der Mensch leben kann, aus Eiweiß, Fetten, Kohlehydraten und aus Salzen bestehen.

Nun will ich Ihnen beschreiben, was denn eigentlich diese verschiedenen Nahrungsmittel, die wir dadurch, dass wir gemischte Nahrung genießen, eben in verschiedener Form bekommen, für den Menschen bedeuten. Nehmen wir da zuallererst die Salze.

Die Salze, die sind eigentlich für den Menschen, wenn sie auch nur in geringen Mengen aufgenommen werden, ein außerordentlich wichtiges Nahrungsmittel, nicht bloß ein Genussmittel. Wir salzen nicht bloß unsere Speisen deshalb, dass wir etwa, sagen wir, angenehme Säuerlichkeit haben im Geschmacke, sondern wir salzen unsere Speisen aus dem Grunde, damit wir überhaupt denken können. Die Salze müssen als Nahrungsmittel bis in das Gehirn kommen, damit wir überhaupt denken können. Also, die Salze hängen am meisten zusammen mit demjenigen, was unser Denken ist. Wenn jemand zum Beispiel so krank ist – denn das ist schon eine Krankheit –, dass er alles dasjenige, was in der Nahrung Salz ist, im Magen oder im Darm ablagert und nicht mit dem Blut ins Gehirn schickt, dann wird er schwachsinnig, dumm. Das ist dasjenige, auf das man eben aufmerksam machen muss.

Nicht wahr, man muss sich klar sein darüber: Geist ist vorhanden, aber der Geist muss auf der Erde, damit er wirken kann, in den Stoffen wirken. Und man muss daher gerade, wenn man Geisteswissenschaft betreibt, die Wirkung des Geistes in dem Stoff kennen. Sonst wäre es ja so, wie wenn einer sagen würde: Maschinen machen, das ist etwas Materielles; wir aber sind geistige Leute, wir wollen nichts Materielles, wir wollen also nicht erst Eisen kaufen, Stahl, sondern wir wollen Maschinen erschaffen aus dem Geist heraus. – Das ist natürlich Unsinn. Man muss erst den Stoff dazu haben. So braucht der schaffende Geist in der Natur überall den Stoff. Und ist er gehindert, den Stoff zu verwenden, lagert sich also das Salz, statt dass es durch das Blut zum Gehirn dringt, im Magen und in den Gedärmen ab, dann wird der Mensch dumm.

Allerdings, so einfach ist wiederum die Sache nicht. Der Mensch kann das Salz nicht unmittelbar so brauchen, wie es draußen in der Natur ist. Wenn Sie also – man könnte das sogar – ein Löchelchen ins Gehirn machen würden und würden einem da Salze einträufeln ins Gehirn, so würde das nichts nützen, denn das Salz muss schon in den Magen hineinkommen, weil, wenn das Salz in den Magen und in die Därme kommt – beachten Sie nur einmal, dass das Salz ja schon auf der Zunge aufgelöst wird –, es noch mehr, ganz fein aufgelöst wird, immer feiner und feiner wird. Es kommt durch das, was der Mensch mit dem Salz macht, das Salz überhaupt schon in einem vergeistigten Zustand ins Gehirn. Also so einfach, dass wir das Salz direkt ins Gehirn bringen könnten, ist die Sache nicht. Aber wer nicht imstande ist, die Wirkungen des Salzes im Gehirn zu haben, der wird dumm.

Nun betrachten wir die Kohlehydrate. Das ist also das, was wir in Erbsen, Bohnen, Weizen, Roggen oder in Kartoffeln vorzugsweise da genießen. Die Kohlehydrate tragen insbesondere dazu bei, dass wir als Mensch die menschliche Gestalt haben. Wenn wir keine Kohlehydrate essen würden, so würden wir alle möglichen Verzerrungen der menschlichen Gestalt haben. Wir würden meinetwillen so sein, dass sich die Nase nicht ordentlich ausbilden würde, die Ohren nicht ordentlich ausbilden würden. Wir hätten nicht diese menschliche Gestalt, die wir haben. Die

Kohlehydrate, die wirken dazu, dass wir gewissermaßen äußerlich als Mensch gezeichnet werden. Überallhin wirken sie, dass wir überall gezeichnet werden als Mensch. Und wenn der Mensch so organisiert ist, dass er die Kohlehydrate nicht ins Gehirn hineinbringt, sondern wenn sie sich wiederum ablagern in den Gedärmen und im Magen, dann verfällt der Mensch. Dann sieht man, wie der Mensch allmählich zusammenfällt, wie er in sich zusammensinkt, wie er schwach wird, wie er gewissermaßen seine Gestalt nicht mehr aufrechterhalten kann. Also die Kohlehydrate tragen das ihrige dazu bei, dass wir überhaupt die richtige menschliche Gestalt haben.

Sie sehen also, wir müssen eigentlich überall die richtigen Nahrungsmittel hineinbringen. Die Salze, die wirken vorzugsweise da vorn auf das Gehirn. Die Kohlehydrate, die wirken mehr da rückwärts auf das Gehirn, auf diese Schichten da. Und namentlich würde bei dem Menschen, der zu wenig Kohlehydrate verdauen kann, der sie nicht in diese Schichten des Gehirns hineinbringen würde, sich sehr bald auch das herausstellen, dass er immerfort heiser ist, dass er nicht rein und klar sprechen kann. Wenn Sie einen Menschen hören, der früher ganz ordentlich hat reden können, aber nun plötzlich eine heisere Sprache kriegt, da können Sie sich sagen: Bei dem ist in der Verdauung etwas nicht richtig. Er kann nicht in der richtigen Weise Kohlehydrate verdauen, sie kommen nicht an die richtige Stelle des Gehirns. Dadurch ist seine Atmung nicht mehr in Ordnung und auch seine Sprache nicht. So dass wir sagen können: Die Salze wirken vorzugsweise auf das Denken. Die Kohlehydrate wirken zum Beispiel auf die Sprache und alles, was damit zusammenhängt. Es ist also notwendig, dass wir diese Kohlehydrate haben.

Nun die Fette. Ja, sehen Sie, die Kohlehydrate, die wirken für unsere Gestalt, aber sie haben eigentlich so die Absicht, uns zu einer bloßen Gestalt zu machen. Sie polstern uns nicht aus. Wir müssen auch ausgepolstert werden. Und das machen die Fette. Die Fette bewirken also, dass da, wo die Kohlehydrate die Gestalt aufbauen, gleichsam den Plan in die Luft hineinzeichnen, dass da auch wiederum das Material hineinkommt vom Fett. Also das Fett dient dazu, dass wir in der richtigen Weise Material in uns haben. Nur kommt das beim Fett in einer ganz besonderen Weise zum Ausdruck.

Sehen Sie, ich habe Ihnen früher gesagt, dass der Mensch ein Ich hat, einen Astralleib, einen Ätherleib und einen physischen Leib. Natürlich, das Fett lagert sich ab im physischen Leibe, aber das Allerwichtigste, damit sich das Fett ablagern kann und lebendig bleibt – denn wir müssen ja lebendiges Fett in uns haben –, das ist der Ätherleib. Dieser Ätherleib, der ist das Wichtigste für die Fettablagerung. Aber der Astralleib wiederum, der ist das Wichtigste für die Empfindung.

Jetzt denken Sie einmal, wenn einer wach ist, da ist sein astralischer Leib in ihm drinnen, wenn er schläft, ist der astralische Leib draußen. Wenn nun der Mensch wach ist und der Astralleib in dem Ätherleib drinnen arbeitet, da wird das Fett fortwährend verarbeitet, und es wird durch das Fett alles im Körper geschmiert. Wenn der Mensch schläft, der Astralleib also draußen ist, wird das Fett nicht verarbeitet, sondern es lagert sich ab. Beim Wachen wird das Fett fortwährend zum Schmieren benützt, beim Schlafen abgelagert. Wir brauchen beides, abgelagertes Fett und solches Fett, das den Körper einschmiert.

Wenn einer nun aber fortwährend schläft – früher war das häufiger, jetzt wird es immer seltener; ein Rentner zum Beispiel, nicht wahr, der tut gar nichts –, da lagert sich das Fett auch am Tage ab, beim sogenannten Wachen, das aber eigentlich ein Schlafen ist: Es kommt der Schmerbauch und es kommt eben überall viel abgelagertes Fett! Also Sie sehen, die richtige Ablagerung von Fett hängt davon ab, dass der Mensch tatsächlich sein Fett auch lebendig verbraucht, denn es wird ja immer erzeugt. Wenn einer nun gerade so viel isst, als er verbraucht, so ist das das Richtige. Wenn einer aber fortwährend isst und nichts verbraucht, so kommt eben der Schmerbauch.

Das, was ich Ihnen da sage, das wissen instinktiv die Landwirte sehr gut, denn die brauchen das bei den Schweinen. Wenn sie die Fettschweine erzeugen, da muss das herbeigeführt werden, dass diese Tiere eigentlich ihren inneren Körper gar nicht mehr schmieren, sondern alles, was sie genießen, ablagern. Und so muss die Lebensweise dieser Tiere entsprechend eingerichtet werden.

Es kann natürlich auch sein, dass der Mensch nicht imstande ist, ordentlich Fett abzulagern, dass er also krank ist. Rentiers sind in dieser Beziehung gesund; die lagern das Fett ab. Aber es kann auch daran fehlen, dass man die Kohlehydrate nicht ablagert und die Sprache heiser wird. So kann es auch sein, dass die Fette nicht richtig abgelagert werden, einfach mit dem Darmkot weggehen. Dann haben wir zu wenig Fett, können zu wenig schmieren. Oder wenn wir überhaupt zu wenig Nahrungsmittel haben, hungern müssen, können wir zu wenig schmieren. Das Fett ist ja das eigentliche Material, das wir in den Körper hineinlegen. Was geschieht denn mit einem Menschen, der entweder hungern muss oder durch seine Verdauung so eingerichtet ist, dass er das Fett nicht ablagern kann, sondern dass es mit dem Darmkot fortgeht? Ein solcher Mensch, der kein Material in seinem Körper hat, der wird immer geistiger. Aber auf diese Weise geistig zu werden verträgt der Mensch nicht. Da verbrennt der Geist. Er wird also nicht nur immer dürrer und dürrer, sondern es bilden sich Gase in ihm, was zu dem treibt, was man Wahnideen nennt und dergleichen, und es tritt der Zustand auf, der beim Hunger da ist: Hungerwahnsinn. Das zerstört immer, das ist immer eine Zerstörung des Leibes. So dass also, wenn der Mensch zu wenig Fette bekommt, dasjenige auftritt, was man Auszehrung nennen kann, Schwindsucht kann man auch sagen; er schwindet dahin.

Nun das Eiweiß. Sehen Sie, das muss ja sozusagen von allem Anfang an da sein. Das Eiweiß ist ja schon vorhanden als Ei, bevor das Wesen entsteht, das menschliche, auch das tierische Wesen. So dass wir sagen können: Das Eiweiß, das ist dasjenige, was den Menschen eigentlich bildet, entwickelt; es ist das Ursprüngliche, das zugrunde liegt. Aus dem Eiweiß muss sich alles übrige im Körper erst herausbilden. Das kann man doch verstehen? So dass man also Folgendes sagen kann: Das Eiweiß muss überhaupt vom Anfang an da sein, damit der Mensch entstehen kann. Die Mutter bildet das Eiweiß in der Gebärmutter aus in Form eines kleinen Klümpchens. Das Ei wird befruchtet, und durch die Befruchtung wird dann dieses Eiweiß fähig, durch die Dinge, die ich Ihnen geschildert habe, zum Menschen gestaltet zu werden. Aber der Mensch braucht natürlich fortwährend Eiweiß. Daher muss in seiner Nahrung fortwährend Eiweiß enthalten sein. Wenn er zu wenig Eiweiß hat oder wenn er das Eiweiß nicht ordentlich verdauen kann, dann muss er am Eiweißmangel nicht nur ausgezehrt werden – was ihn ja auch allmählich tötet –, aber würde der Mensch in einem Augenblicke seines Lebens überhaupt kein richtiges Eiweiß haben, so müsste er gleich sterben. Geradeso wie das Eiweiß zum Entstehen notwendig ist, so ist das Eiweiß auch notwendig, dass der Mensch überhaupt lebt. So dass wir sagen könnten: Derjenige, der Eiweiß überhaupt nicht verdauen kann, bei dem würde der Tod eintreten.

Jetzt schauen wir uns einmal die einzelnen Nahrungsmittel an. Wenn wir die Salze anschauen, so werden wir vorzugsweise an den Vorderteil des Kopfes gewiesen. Da drinnen lagern sich die Salze ab. Etwas weiter hinten, da lagern sich die Kohlehydrate ab, und die bewirken, dass wir die menschliche Gestalt haben. Dann lagern sich noch weiter hinten die Fette ah und füllen von da aus den Körper aus, denn die Fette gehen nicht etwa unmittelbar herein in den Körper, sondern gehen vom Blut in den Kopf, und da werden sie erst für den Körper ausgeschlachtet. Alles geht durch den Kopf, auch das Eiweiß.

Nun ist aber ein großer Unterschied in Bezug auf die Kohlehydrate. Wenn Sie sich so etwas wie Linsen, Bohnen, Erbsen, Roggen, Weizen anschauen, so können Sie sagen: Dabei werden die Kohlehydrate aus den Früchten gewonnen. Denn das, was wir im Weizen haben aus der Erde, das ist ja die Frucht. Wenn wir Linsen haben, das ist auch die Frucht. Und Früchte haben das Eigentümliche, dass sie schon im Magen und in den Därmen verarbeitet werden und nur die Kräfte nach dem Kopf schicken. Dass Linsen, Bohnen im Gedärm verarbeitet werden, das wissen ja alle aus den eigentümlichen Zuständen, die gerade beim Genuss von Linsen und Bohnen kommen können. Das alles, Korn, Weizen, Linsen, Bohnen, wird in den Gedärmen verarbeitet. Also die Früchte haben hauptsächlich die Eigentümlichkeit, dass sie schon in den Gedärmen ordentlich verarbeitet werden.

Aber bei den Kartoffeln können wir ja nicht die Früchte genießen. Wenn wir das, was bei der Kartoffel die Früchte sind, essen würden, so würden wir ja sogar einen Giftstoff bekommen, einen verderblichen Giftstoff. Also, bei der Kartoffel ist das so, dass sie uns nicht gestattet, in derselben Weise aufgegessen zu werden wie Linsen, Bohnen, Erbsen und so weiter oder die Feldfrüchte, Roggen, Weizen. Nun, was genießen wir denn bei der Kartoffel? Ja, das, was unten ist: die Knolle. Und die Knollen, die sind nun dasjenige bei allen Pflanzen, Wurzeln und so weiter, was in den Gedärmen am allerwenigsten verarbeitet wird. Die Früchte werden in den Gedärmen verarbeitet. Das kann man aber bei der Kartoffel nicht essen, was dort die Früchte sind. Man isst die Knolle; die ist nicht eine richtige Wurzel, sondern ein verdickter Stengel. Nun wird die Kartoffel also gegessen, kommt in den Magen, in die Gedärme. Da kann sie nicht gleich verarbeitet werden, sondern sie geht jetzt durch das Blut unverarbeitet herauf. Statt dass nun, wenn sie hier in ihre Schichte des Gehirns kommt, sie da schon so fein kommen würde wie Roggen und Weizen und gleich hinuntergeschickt werden würde in den Körper, muss erst hier im Gehirn die Verarbeitung geschehen. So dass also, wenn wir richtiges Roggen- oder Weizenbrot essen, wir das im Magen und in den Gedärmen ordentlich verdauen und wir unserem Kopf nicht mehr zumuten, dass der nun erst die Verdauung besorgen soll, sondern der kann schon die Verbreitung im Körper bewirken. Wenn wir dagegen Kartoffelbrot oder Kartoffeln überhaupt genießen, dann stellt sich das heraus, dass der Kopf erst zu der Verdauung der Kartoffel dienen muss.

Wenn aber der Kopf erst zur Verdauung der Kartoffel verwendet werden muss, dann kann er nicht mehr denken, denn zum Denken muss er die Kräfte frei haben; da muss ihm der Unterleib die Kräfte der Verdauung abnehmen. So dass also, wenn der Mensch die Kartoffel zu viel genießt – was also immer mehr und mehr von dem Zeitpunkte an der Fall war, als die Kartoffel eingeführt wurde und in Europa eine Bedeutung erlangte –, der Kopf immer mehr und mehr für das eigentliche Denken ausgeschaltet wird, und der Mensch verliert immer mehr und mehr die Fähigkeit, mit seinem Mittelkopf zu denken; er denkt dann nur mehr mit dem Vorderkopf. Aber dieser Vorderkopf, der von den Salzen abhängt, der führt immer mehr und mehr dazu, dass man eigentlich bloß ein materialistischer Verstandesmensch wird. Das richtige Geistige kann ja der Vorderkopf gar nicht denken. Gerade durch den Vorderkopf wird man ein richtiger Verstandesmensch. Die Sache ist daher diese, dass in der Tat das innere Denken in Europa zurückgegangen ist von dem Moment an, wo die Kartoffelnahrung Platz griff.

Nun müssen wir uns klar sein darüber, dass der Mensch nicht nur aus den Kräften, die auf der Erde sind, aufgebaut wird. Das habe ich Ihnen ja fortwährend gesagt, dass der Mensch aus der ganzen Umgebung aufgebaut wird, dass der Mensch ein Geschöpf von Sonne, Mond und den Sternen ist. Wenn der Mensch nun Kartoffeln isst, dann verwendet er seinen Mittelkopf nur dazu, um diese Kartoffeln zu verdauen. Da schließt er sich ab von der Umwelt, da erkennt er die Umwelt nicht mehr an. Da erklärt er: Das ist alles Wischiwaschi, was da gesagt wird von der Welt, dass da eine Geistigkeit von der Welt herunterkommt. – Und so kann man sagen: Es ist eigentlich der übermäßige Kartoffelgenuss zum großen Teil auch wiederum das, was in der neueren Zeit zum Materialismus getrieben hat.

Natürlich ist die Sache ja so, dass vorzugsweise diejenigen, die nun nicht genügend Mittel haben, auf die Kartoffel angewiesen sind, weil die Kartoffel eine Zeitlang billig war, und diejenigen, welche wohlhabend sind, die können sich mehr dasjenige, was auf den Vorderkopf wirkt, kaufen, können also mehr die Speisen würzen und salzen. Die Würzen wirken ebenso auf den Vorderkopf wie die Salze. Und die Folge davon ist, dass das nur Verstandesmenschen werden, und die anderen sich leicht von den Verstandesmenschen alles vormachen lassen, weil sie ja ihren Kopf nicht mehr zum Denken benützen können. So hat schon die Kartoffel einen ganz besonderen Bezug zum Geist überhaupt. Sie hat also eigentlich den Geist materialistisch gemacht.

Wenn wir nun diese Gliederung des Menschen betrachten, so müssen wir sagen: Der physische Leib des Menschen nimmt zunächst seinen Ursprung aus dem Eiweiß. Dieses Eiweiß hängt mit Geburt und Tod des physischen Menschen zusammen. Der Ätherleib hat sein hauptsächlichstes Feld in den Fetten. Der Astralleib, der hat sein hauptsächlichstes Feld in den Kohlehydraten, und erst das Ich hat sein Feld in den Salzen.

So können wir sagen: Dasjenige, was im Menschen das Empfindungsvermögen ist – es ist ja nicht der physische Leib, wenn ich auf meine Hand schlage und dann empfinde, denn sonst müsste alles, was physisch ist, empfinden –, es ist der astralische Leib. Ich schiebe das Fleisch zurück, den Muskel zurück, dadurch wird das Fleisch im Muskel aus dem astralischen Leib herausgeschoben und ich empfinde im astralischen Leib. Alles, was innerlich Empfindung ist, ist im astralischen Leib. Der astralische Leib ist aber angewiesen darauf, dass er richtig arbeiten kann. Ich habe Ihnen gesagt: Wenn der astralische Leib auch bei Tag schläft und nicht richtig arbeiten kann, dann lagert sich der Schmerbauch ab, das Fett. – Oder, das ist auch der Fall, wenn der Mensch bloß intellektualistisch mit dem Kopf arbeitet, Verstandesmensch wird, es lagert sich sogar auch das Fett ab. Aber der astralische Leib, der ja zum Beispiel auch in der Sprache wirkt, der braucht die Kohlehydrate nicht bloß im Kopfe oben, nicht bloß da, er braucht die Kohlehydrate im ganzen Körper. Der astralische Leib muss die Beine bewegen, der astralische Leib muss die Hände bewegen, er braucht die Kohlehydrate im ganzen Körper. Wenn ich ihm Roggen oder Weizen als Kohlehydrate gebe, da gehen die Kräfte in den ganzen Körper. Wenn ich ihm bloß Kartoffeln gebe, bleiben die Kräfte da oben im Kopf sitzen und der Mensch wird ausgemergelt, schwach, und sein astralischer Leib kann nicht ordentlich arbeiten. So dass gerade das, was im Menschen geistig ist, matt und immer schläfriger wird, wenn er nicht in der Lage ist, Kohlehydrate, die ihn durchdringen, in sich hineinzubringen. Das ist eben bei der reinen Kartoffelnahrung nicht möglich, weil sie im Kopfe so viel zu tun macht, dass der Körper nichts mehr übrig behält.

Man kann schon sagen: Was tut die Wissenschaft? – Nun, die Wissenschaft, die untersucht, wie viel im Eiweiß drinnen enthalten ist von Kohlenstoff, Sauerstoff, Stickstoff, Wasserstoff, Schwefel und ähnlichen Dingen noch, aber das sind die hauptsächlichsten. Nun kriegt die Wissenschaft heraus: Im Eiweiß ist so und so viel Kohlenstoff, so und so viel Wasserstoff drinnen in Prozenten, im Fett sind andere Prozente drinnen, in den Kohlehydraten andere Prozente. Aber die Wissenschaft hat gar keine Idee davon, was diese Stoffe als solche für eine Bedeutung haben. Sie kennt nur die Prozente der Bestandteile. Aber damit kann man gar nichts ausmachen. Es sind eben einfach die Bestandteile in der Kartoffel ganz anders drinnen als im Roggen und Weizen, und man muss wissen, dass, wenn man eine Blüte oder eine Frucht isst, diese in den Gedärmen verarbeitet wird, während, wenn man eine Wurzel isst, diese im Kopf verarbeitet wird.

Wir können nun aber weitergehen und können sagen: Ja, aber wenn nun der Mensch nicht nur durch die Kartoffelnahrung gewissermaßen ausgemergelt wird, dass er nicht mehr seine Hände und Füße bewegen kann, sondern wenn er so ausgemergelt wird, dass auch diejenigen Dinge nicht mehr regsam sind, die zu der Fortpflanzung beitragen, dann wird die Sache noch schlimmer. – Nehmen wir also an, die Kartoffelnahrung nimmt so überhand, dass das in die weiblichen Fortpflanzungsorgane hineinwirkt, dass die matt und abgelähmt werden. Ja, der Mensch kommt eben nicht bloß von seinen Vorfahren her, sondern er kommt aus der geistigen Welt mit dem geistig-seelischen Teil seines Wesens her, und das verbindet sich mit demjenigen, was aus den Vorfahren kommt. Nun betrachten wir einmal, wie die Sache ist. Ich will es recht groß, etwas vergrößert aufzeichnen.

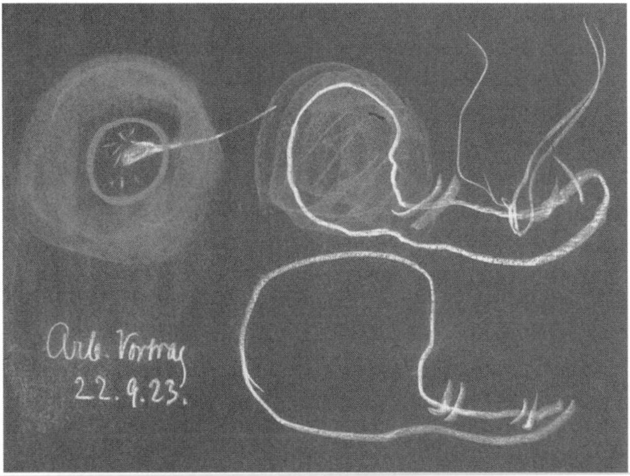

Wir können sagen: Der Mensch entsteht aus der weiblichen Eizelle. Das ist also sehr vergrößert gezeichnet. Da herein dringt der männliche Samen. Dann bilden sich allerlei sternförmige Figuren da drinnen. Zellen spalten sich, bilden dann nach und nach den menschlichen Körper. Aber kein menschlicher Körper kann gebildet werden, wenn sich nicht verbindet mit dem, was da geschieht, das Geistig-Seelische, das aus der geistigen Welt herkommt.

Wenn nun die Sache so liegt, dass die Mutter oder der Vater zu viel Kartoffelnahrung genossen haben, dann bilden sie schon einen solchen Menschenkeim aus, der darauf veranlagt ist, dass der Kopf viel arbeiten muss. Wenn Sie daher einen Menschenkeim anschauen von jemand, der ordentlich mit Roggenbrot und so weiter genährt ist, wo Vater und Mutter eine richtige Nahrung genießen, da ist dieser Menschenkeim etwa so [es wird gezeichnet; siehe Abbildung rechts oben]. Wenn Sie aber einen Menschenkeim ansehen, wo bei den Eltern zu viel Kartoffelnahrung war, ja, da geschieht Folgendes. Sehen Sie, das andere ist ja im Menschenkeim sehr wenig ausgebildet, vorzugsweise ist die runde Kugel des Kopfes ausgebildet; das ist im Embryo, im Menschenkeim die Hauptsache, das ist also vorzugsweise ausgebildet. Da muss nun das Geistig-Seelische hereinkommen in den Kopf. Und wenn das Geistig-Seelische in den Kopf hereinkommt, dann muss es mit dem Kopf arbeiten. Noch im Leibe der Mutter arbeitet das Geistig-Seelische des Menschen vorzugsweise am Kopfe.

Wenn nun dieses Geistig-Seelische im Kopfe dasjenige findet, was bei der Ernährung der Mutter von Roggen und Weizen kommt, dann kann das Geistig-Seelische ordentlich arbeiten. Denn die Blüten, in denen ja der Roggen und Weizen und so weiter entstehen, die werden ja auch aus der Erde herausgestreckt, und da geht das Geistige schon bei der Pflanze heran, da ist das Geistige verwandt. Wenn daher das Geistig-Seelische im Mutterleibe auf dasjenige auftrifft, was von Früchten kommt, so kann es leicht arbeiten. Trifft aber das Geistige im Mutterleibe auf einen Kindeskopf, der vorzugsweise durch die Kartoffelnahrung gebildet wird, da kann es nicht heran. Nicht wahr, die Kartoffel geht hinunter in die Erde, sie ist sogar von der Erde bedeckt; man gräbt sie aus der Erde aus, sie wächst in der Finsternis, sie hat keine Verwandtschaft zum Geistigen. Der Mensch kommt herunter aus der geistigen Welt, findet einen Kopf vor, der eigentlich aus der Finsternis heraus gebildet ist. Da kann er nicht heran, der Geist, und die Folge davon ist, dass der Embryo nachher so aussieht [es wird gezeichnet; siehe Abbildung Seite 169, rechts unten] – ich zeichne es etwas karikiert –: Ein riesiger Wasserkopf wird geboren. Denn wenn der Geist nicht herankommt, dann wächst das Physische; der Wasserkopf bildet sich aus. Wenn der Geist herankommen kann, dann dämpft er das Wasser, dann arbeitet der Geist in der Materie und der Kopf wird ordentlich ausgebildet. So dass Sie sagen können: Diese riesigen Wasserköpfe, die oftmals bei den Embryonen bemerkbar sind, die kommen durch die mangelhafte Ernährung, vorzugsweise wieder durch die Kartoffel, zustande. – Und so haben Sie das, dass nicht nur der Mensch selber ausgemergelt wird, sondern dass der Mensch so geboren wird, dass sein Geistig-Seelisches gar nicht richtig im physischen Leib drinnen ist.

Aber sehen Sie, die Sache ist so: Der Mensch besteht allerdings aus physischem Leib, Ätherleib, Astralleib und Ich; die sind aber nicht in jedem Lebensalter gleich geartet. Beim Kind bis zum siebenten Jahre, da ist der Ätherleib, Astralleib und das Ich so, dass sie erst wieder recht untertauchen müssen; die müssen erst ganz hinein in den physischen Leib. Wenn der Ätherleib ganz hineinkommt in den physischen Leib, kommen die zweiten Zähne. Wenn der astralische Leib ganz hineinkommt in den physischen Leib, dann kommt die Geschlechtsreife. Wenn daher ein solcher Kopf vorhanden ist, wenn also das Geistig-Seelische durch die Kartoffelnahrung nicht ordentlich in den physischen Menschen im Mutterleib hinein kann, dann wird auch dasjenige gestört, was im vierzehnten, fünfzehnten Lebensjahre mit dem Menschen geschehen soll. Der Mensch geht dann überhaupt durch sein ganzes Leben so, als wenn er seinen Körper gar nicht hätte, als wenn der schlapp an ihm wäre. So dass also die Menschen unter dem Einfluss der Kartoffelnahrung schon nicht stark genug für das Leben geboren worden sind.

Sehen Sie, das sind ungeheuer wichtige Dinge. Sie müssen sich nur sagen: Ja, wirklich, die sozialen Verhältnisse hängen noch von vielen anderen Dingen ab als von jenen, die man heute gewöhnlich deklamiert. Die sozialen Verhältnisse hängen auch davon ab, dass man die Felder ordentlich benützt, dass man also die Kartoffel nicht mehr anbaut, als die Menschen zu ihrem Starkwerden vertragen können. Man muss also auch wirkliche, richtige Naturwissenschaft treiben können, wenn man Sozialwissenschaft treibt. Das ist durchaus nötig. Bloß davon zu reden: Mehrwert, Kapital und so weiter, das nützt allein nichts. Denn nehmen Sie einmal an, dem Kommunismus gelänge es, alles Kapital auszurotten, er würde alles selber verwalten. Ja, wenn er von den Bürgerlichen nur eine Wissenschaft gelernt hat, die nicht in der richtigen Weise die Felder zu verwerten weiß, wenn er nicht weiß, dass es schädlicher ist, den Magen mit Kartoffeln anzufüllen als mit Roggen und Weizen, dann hilft alles nichts. Das ist es, was man bedenken muss. So dass wir nicht das fortwährende Herumreden von dem oder jenem brauchen, sondern eine wirkliche Wissenschaft, die einsieht, wie der Geist wirken kann in der Materie.

Nun, Sie werden sagen: Es gehen doch nicht alle Leute mit einem Wasserkopf herum. – Gewiss nicht, denn natürlich wirken da wiederum die anderen Kräfte dagegen, und der Kopf ist dann, wenn er geboren wird, nicht mehr so groß wie im Embryo, aber er ist nicht mehr fähig, etwas anderes aufzunehmen, wenn er geboren ist, als Kartoffeln und Wasser. Er kann sogar klein werden dabei und kann doch ein Wasserkopf sein. Aber das Wesentliche ist, dass seit der Einführung der Kartoffelnahrung die Köpfe im Mutterleib immer viel zu groß sind. Nachher werden sie zusammengeschoben, aber gerade das Zusammenschieben vor der Geburt, das wirkt auf sie dann schädigend, weil sie nicht imstande sind, dann Richtiges aufzunehmen, sondern einzig und allein das Materialistische. Beim geborenen Menschen sieht man den Wasserkopf nicht mehr bloß an der Größe. Gewiss, der eigentliche Wasserkopf ist von der Größe abhängig, aber es handelt sich vorzugsweise darum, ob in der richtigen Weise Wasser wirkt oder etwas anderes wirken kann. Und das ist ebenso wichtig zu wissen wie alles übrige, was auf der einen Seite durch Wissenschaft oder auf der anderen Seite durch Theologie und Religion in die Menschheit kommt. Aber es ist schon notwendig, dass man gerade ordentlich auf die Sache hinschaut.

Kapitel X: Die Wirkungen von Alkohol

Während sich im allgemeinen Bewusstsein die Einstellung dem Rauchen gegenüber erheblich geändert hat und man die damit verbundenen Gesundheitsrisiken anerkennt und einsieht, ist dies beim Alkohol nicht im gleichen Maß der Fall. Die Zunahme von Alkoholexzessen, vor allem unter Jugendlichen, zeigt beispielsweise, dass die gesundheitlichen Risiken eines übermäßigen Alkoholkonsums noch immer weitgehend ignoriert werden. Rudolf Steiner schildert hier einige dieser Risiken.

Fragestellung in Bezug auf die Wirkung des Alkohols, seine schädlichen Wirkungen und so weiter.

Sie meinen, inwiefern der Alkohol überhaupt schädlich ist für die Gesundheit?

Nun, nicht wahr, mit dem Alkohol ist es ja so, dass Sie seine erste Wirkung ganz offenbar sehen dadurch, dass er gerade auf dasjenige im Menschen wirkt, was wir jetzt immer beschrieben haben: auf die ganze Seelenverfassung. Das Erste ist ja, dass der Mensch durch den Alkohol in eine Art geistiger Verwirrung kommt, die so stark wirkt, dass vor allen Dingen der Mensch dann Leidenschaften ausgesetzt ist, die sonst schwach in ihm sind und leichter durch den Verstand unterdrückt werden können, so dass er dann, wenn er nicht Alkohol getrunken hat, vernünftiger erscheint, als er erscheint, wenn er Alkohol getrunken hat. Dann wirkt der Alkohol zunächst anfeuernd auf sein Blut, und es tritt eine erhöhte Blutzirkulation ein. Das ist das Erste; dadurch wird das Leidenschaftsleben erregt. Er kommt zum Beispiel leichter in Zorn, während er sonst den Zorn leichter zurückdrängen kann. Also Sie sehen, die erste Wirkung des Alkohols ist diejenige, die ausgeübt wird auf den Menschen in seinem Verstandes- und überhaupt in seinem Seelenleben.

Wenn der Alkohol dann eine Zeitlang im Organismus geblieben ist, dann bewirkt er ja auch eine Erscheinung, die Sie sehr gut kennen und die man Katzenjammer nennt. Gerade aus der Entstehung des Katzenjammers aber ersehen Sie, dass der Alkohol zunächst so wirkt, dass sich der ganze Organismus dagegen sträubt. Was heißt das, der Mensch hat Katzenjammer? Das heißt eben nichts anderes, als dass der Mensch dadurch, dass er am Abend, sagen wir, betrunken war – der Katzenjammer tritt ja in der Regel am Morgen auf, nachdem der Mensch betrunken war am Abend – und sein Blut in einer besonders starken Bewegung war, sehr viele Kräfte verbraucht hat, die dadurch verbraucht worden sind, dass er schnell seinen Körper in Bewegung gebracht hat, während sonst dieselben Bewegungen sich viel langsamer vollzogen hätten.

Also merken Sie sich einmal diese Sache ganz genau. Nehmen Sie an, der Körper will in vierundzwanzig Stunden eine gewisse Tätigkeit verrichten. Wenn nun einer sein gehöriges Maß Alkohol trinkt, so wird dieselbe Tätigkeit vielleicht schon sogar in zwölf oder sechs Stunden verrichtet. Dadurch nimmt sich der Körper innere Tätigkeit weg. Es ist daher bei den Leuten, die gewöhnt sind, sich ab und zu ein kleines Räuschchen anzutrinken, eine instinktmäßige Handlung, dass sie dann hinterher, bevor der Katzenjammer kommt, kräftig essen. Warum tun sie das? Ja, wenn sie kräftig essen, so wird entweder der Katzenjammer ganz vermieden, er kommt gar nicht oder aber er kommt mindestens schwächer, so dass sie nachher, am nächsten Tag, arbeiten können.

Was geschieht denn, wenn einer sich also ein wahrnehmbares Räuschchen angetrunken hat und nachher, sagen wir, eine Bratwurst isst? Dann bringt er seinen Körper wieder in Tätigkeit und ersetzt dasjenige, was durch die zu schnelle Tätigkeit aufgebraucht worden ist. Wenn aber der Mensch das nicht tut, wenn er also nicht schon ein ziemlich abgehärteter Trinker ist – die abgehärteten tun ja das –, wenn er das nicht ist, sondern vergißt, die Bratwurst zu essen, dann kriegt er den Katzenjammer, aus dem Grunde, weil dann sein Körper nicht mehr imstande ist, eine höhere Tätigkeit innerlich auszuüben. Wenn aber die Tätigkeit nicht richtig ausgeübt wird, so lagern sich überall Unratsprodukte ab, namentlich Harnsäureprodukte. Die lagern sich namentlich im Kopfe ab, weil der am schwersten zu versorgen ist. Und so geht dann ein Mensch, der in der Nacht seine körperliche Tätigkeit, seine innere körperliche Tätigkeit durch Alkoholtrinken verbraucht hat, am nächsten Morgen so herum, dass eigentlich sein Kopf so ist, wie sonst seine Gedärme sind: Unrat ist drinnen abgelagert. Und das schließt ein, dass der Körper sofort revoltiert, wenn ihm also durch den Alkoholgenuss zu viel Tätigkeit abgefordert wird.

Nun ist das ja so, dass der Mensch, wie ich Ihnen schon einmal bei den Vorträgen gesagt habe, eigentlich viel mehr vertragen kann – ich meine jetzt nicht in Bezug auf Alkohol, sondern überhaupt –, viel mehr, als man gewöhnlich voraussetzt. Es kann das nämlich lange Zeit hindurch wiederum ausgeglichen werden. Und Sie finden ja sogar ein sehr trügerisches, ein sehr verdächtiges Gegenmittel gegen den Katzenjammer bei manchen Leuten. Wenn sie am nächsten Morgen mit einem riesigen Katzenjammer wieder aufstehen oder wieder nach Hause kommen – was tun sie dann? Nun, das werden Sie auch schon erlebt haben: Sie saufen weiter nämlich am nächsten Morgen; sie machen den Frühschoppen zu einer besonderen Kur, sie saufen dann weiter.

Und was ist das, dass sie dann weiter saufen? Ja, sehen Sie, dem Körper ist in der Nacht Tätigkeit entzogen worden dadurch, dass das Blut in besondere Wallungen gebracht worden ist. Nun fehlt diese Tätigkeit am Morgen. Aber der Körper wird noch einmal aufgestachelt durch das Weitersaufen, dass die letzten Reste von Tätigkeit, die er noch haben kann, auch noch aufgebraucht werden. Weil die letzten Reste den hauptsächlichsten Unrat noch wegschaffen, geht der Katzenjammer bis zu einem gewissen Grade aus dem Kopfe fort, bleibt aber erst recht im übrigen Körper vorhanden. Nur, dasjenige, was dann erst recht im übrigen Körper vorhanden ist, das spüren dann die Leute weniger. So dass das Weitersaufen am Morgen eigentlich dazu führt, dass der Katzenjammer unbewusst in den übrigen Organismus übergeht. Und dann erst, wenn das geschieht, dann fängt das wahre Elend für den Körper an. Diejenigen Säufer sind am schlimmsten dran, die den Katzenjammer mit Weitersaufen vertreiben. Denn dann wird nach und nach, wenn sich das wiederholt, der ganze Körper ruiniert.

Aber noch immer ist es so, dass es fast unmöglich ist – weil der Mensch eben viel vertragen kann –, den Körper gleich ohne weiteres zu ruinieren. Daher ist das Erste bei einem richtigen Säufer, dass er eine Art Delirium bekommt, den Säuferwahnsinn. Es geht da noch nicht ins Ruinieren hinein. Wenn dieses sogenannte Delirium tremens, wie man es in der Medizin nennt, eintritt, dann sehen die Menschen überall eine Art Tiere herumlaufen, Mäuse und so weiter. Sie kriegen eine Art Verfolgungswahn. Das Delirium tremens ist ja damit verknüpft, dass die Menschen sich überall verfolgt fühlen von kleinen Tieren, von Mäusen namentlich. Das ist ja etwas, was sogar geschichtlich geworden ist. Es gibt Mäusetürme. Die haben meistens ihren Namen davon, dass da in früheren Zeiten irgendeiner eingesperrt war, der Säuferwahnsinn hatte, und der da drinnen von Mäusen geplagt worden ist, die er sich bloß vorgestellt hat – es werden schon auch welche drinnen gewesen sein –, denn der, der drinnen war, hat überall um sich herum, überall, Tausende und Tausende von Mäusen gesehen, die nicht da waren.

Sie sehen also, man kann dasjenige, was im Menschen wirkt, wenn er sich durch Alkohol ruiniert, sogar sehr schwer in den Körper ganz hineintreiben. Es sträubt sich der Körper durchaus lange Zeit gegen diese Geschichte, die durch den Alkohol angerichtet wird.

Und das Interessante ist ja das, dass dann bei den Leuten sich das Gewissen regt. Sagen wir, sie haben eine Zeitlang gesoffen, frühmorgens weiter gesoffen, und dann regt sich plötzlich das Gewissen und sie hören auf zu saufen, sie haben sich noch dieses bisschen Energie aufbewahrt, dass sie nun aufhören. Was geschieht dann? Wenn sie früher noch nicht den Säuferwahnsinn gehabt haben, kriegen sie ihn dann. Das ist die interessanteste Tatsache, dass manchmal derjenige, der lange Zeit getrunken hat, wenn er nun aufhört zu trinken, gerade den Säuferwahnsinn kriegt.

Das ist eines der wichtigsten Zeichen dafür, dass der Mensch so angesehen werden muss, dass der Kopf anders wirkt – ich habe Ihnen das in den letzten Vorträgen für viele Dinge angeführt – als der übrige Körper. Solange nämlich der Mensch die Säuferkrankheit im Kopfe erhält, da geht es ihm noch passabel; da hat er die Sache noch nicht im übrigen Körper drinnen. Wenn er sie aber drinnen hat und nachher den Alkohol sich abgewöhnt, dann revoltiert erst recht der übrige Körper durch den Kopf herauf, und dann kriegt er gerade durchs Abgewöhnen erst recht den Säuferwahnsinn.

So kann man sagen: Im Blut des Menschen ist das körperliche Gegenstück für die wichtigsten Seelenverrichtungen. Sie wissen ja vielleicht, dass manche Leute an Verfolgungswahn leiden dadurch, dass sie allerlei Gestalten sehen, die nicht da sind. In früheren Zeiten namentlich – und es war das eine ganz gesunde Kur – hat man ihnen dann zur Ader gelassen. Man darf gar nicht glauben, dass alle Leute früher so abergläubisch waren, als man es heute annimmt. Aderlassen ist nicht etwas, was vom Aberglauben gekommen ist. Man hat ihnen zur Ader gelassen; namentlich hat man ihnen irgendwo Blutegel aufgesetzt, die ihnen das Blut abgezapft haben. Dann ist das Blut weniger tätig gewesen. Nicht gerade bei Säufern, aber bei anderen Wahnsinnsanfällen ist das Blut dann weniger tätig gewesen. Dann ist es ihnen besser gegangen.

Was außerordentlich verwandt ist mit alledem, was die Grundlagen der seelischen Eigenschaften des Menschen sind, das Nervensystem, habe ich Ihnen ja auch angeführt, aber das ist namentlich für den Willen des Menschen viel weniger wichtig; es ist wichtig für den Verstand, aber es ist für den Willen des Menschen viel weniger wichtig als das Blut.

Nun, wenn Sie aber gerade sehen, dass der Alkohol das Blut im eminentesten Sinne angreift, so ist daraus zu erkennen, dass das Blut, weil der Körper so stark revoltiert gegen das, was der Alkohol anrichtet, sehr geschützt ist dagegen. Das Blut ist wirklich außerordentlich stark geschützt gegen die Angriffe des Alkohols im Menschen. Und da müssen wir uns fragen: Wodurch ist denn eigentlich das Blut im Menschen so außerordentlich stark geschützt gegen die Angriffe? Da müssen wir weiter fragen: Wo entstehen denn eigentlich die wichtigsten Dinge, die im Blut drinnen sind?

Erinnern Sie sich, ich habe Ihnen gesagt: Das Blut besteht aus den roten Blutkörperchen, die eisenhaltig sind, die im sogenannten Blutserum herumschwimmen, und dann besteht es aus den weißen Blutkörperchen. Ich habe Ihnen gesagt, die wichtigsten Bestandteile des Blutes sind rote und weiße Blutkörperchen – diejenigen Blutkörperchen, die mit der Milztätigkeit zusammenhängen, die wir bei unseren Untersuchungen in Stuttgart die sogenannten Regulatoren genannt haben, berücksichtigen wir jetzt nicht. Es sind ja viele Körperchen drinnen im Blute; wir wollen jetzt nur auf die roten und auf die weißen Blutkörperchen sehen und wollen uns fragen: Wo entstehen denn im Körper eigentlich diese Blutkörperchen? Ja, sehen Sie, diese Blutkörperchen, die entstehen nämlich an einem ganz besonderen Ort. Wenn Sie sich hier einen Oberschenkelknochen denken vom Becken aus bis zum Knie, irgendwie einen Knochen denken, einen Armknochen, irgendeinen Hohlknochen, so werden Sie in diesem Knochen drinnen überall das sogenannte Knochenmark finden. Da ist das Mark drinnen, das Knochenmark. Und sehen Sie, in diesem Knochenmark entstehen die roten und weißen Blutkörperchen und marschieren dann erst ein in die Blutadern. Der menschliche Körper ist so organisiert, dass in den inneren Höhlungen seiner Knochen sein Blut erzeugt wird – eigentlich das Wichtigste in ihm.

Wenn das der Fall ist, dann können Sie sich sagen: Das Blut ist in seiner Erzeugung wirklich außerordentlich stark geschützt gegen die Ruinierung, denn da muss der Alkohol tatsächlich schon sehr lange genossen werden und sehr schlimm genossen werden, wenn er auch noch die Knochen soweit kaputt machen soll, dass er bis in ihr Innerstes, bis in ihr Mark hineindringt und sie dort kaputt macht, das Knochenmark ruiniert, so dass keine roten und weißen Blutkörperchen mehr erzeugt werden. Und da beginnt erst für die Menschen, die den Alkohol genießen, die eigentlich verderbliche Sache, wenn sie so weit gekommen sind, dass der Alkohol bis ins Knochenmark hinein gewirkt hat.

Nun ist es so, dass zwar die Menschen in Bezug auf ihren Verstand, in Bezug auf ihre seelischen Eigenschaften vielfach gleich sind, aber in Bezug auf das Blut sind die Menschen nach Mann und Weib, nach Mann und Frau, sehr verschieden voneinander. Das ist eine unbewusste

Verschiedenheit, die aber sehr deutlich zutage tritt. Die Blutkörperchen nämlich, die da im Innern der Knochenhöhle erzeugt werden, also die roten Blutkörperchen und die weißen, die haben auf den Menschen einen solchen Einfluss, dass die roten Blutkörperchen wichtiger sind bei der Frau, die weißen Blutkörperchen wichtiger sind beim Mann. Das ist sehr wichtig: Die roten Blutkörperchen sind wichtiger bei der Frau, die weißen wichtiger beim Mann.

Daher ist das so: Die Frau hat, wie Sie wissen, alle vier Wochen ihre Periode, die im wesentlichen in einer Tätigkeit des menschlichen Körpers besteht, etwas auszuscheiden, was ausgeschieden werden muss an roten Blutkörperchen. Der Mann hat keine Periode, und Sie wissen ja auch, dass der Same des Mannes so ist, dass er nicht gerade vom roten Blut seine Abkunft verrät. Er hat seine Abkunft von den weißen Blutkörperchen. Die ändern sich vielfach um, aber sie werden zuletzt zu dem, was im männlichen Samen das Wichtigste ist. So müssen wir bei dem, was auf die menschliche Fortpflanzung Bezug hat, bis zu dem geschützten Knochenmark gehen, wenn wir überhaupt prüfen wollen, wodurch die menschliche Fortpflanzungsfähigkeit physisch beeinflusst werden kann. Die menschliche Fortpflanzungsfähigkeit kann eben durch das Knochenmark im Innern der Knochen physisch beeinflusst werden.

Nun kommen aber natürlich die roten und die weißen Blutkörperchen, wenn sie in den Knochen drinnen erzeugt sind, ins Blut hinein. Wenn nun die Frau Alkohol trinkt, so werden natürlich ganz besonders die roten Blutkörperchen beeinflusst. Die roten Blutkörperchen enthalten Eisen, sind etwas schwer, haben die Schwere der Erde in sich. Wenn also die Frau säuft, so bewirkt sie, dass zu viel Schwere in ihr ist. Die Folge davon ist, dass, wenn die Frau säuft, das Kind, das sich ausbilden soll, zu schwer wird, also innerlich seine Organe nicht richtig entwickeln kann. Es wird innerlich nicht ausgestaltet, hat seine innerlichen Organe nicht in Ordnung. Und auf diesem Umweg geschieht der schädliche Einfluss durch den Alkohol bei der Frau. Beim Manne ist es so, dass durch den Alkohol vorzugsweise die weißen Blutkörperchen beeinflusst werden. Und wenn dann unter dem Einfluss des Alkohols oder überhaupt unter dem Einfluss des Körpers, der alkoholisch verseucht ist, Befruchtung eintritt, dann wird der Same in der Weise ruiniert, dass er zu zappelig wird. Denn die Befruchtung geschieht ja so, dass vom mütterlichen Organismus dieses kleine Ei abgesondert wird. Das kann man nur mit dem Mikroskop sehen in dem Zustande, wie es ist, wenn die Befruchtung stattfindet. Also das Ei wird abgesondert. Vom Manne wird abgesondert eine ganze Menge solcher Samenkörperchen; die haben alle solch einen Schwanzfaden an sich. In der Samenflüssigkeit sind unzählige solcher Samenkörperchen drinnen. Und dieser Schwanzfaden, den sie da an sich haben, der ist ein Flimmerhärchen. Und durch dieses Flimmerhärchen sind diese Samenkörperchen ohnedies furchtbar zappelig. Sie machen die kompliziertesten Bewegungen, und natürlich, eines muss zuerst ankommen beim weiblichen Ei. Dasjenige, das nun zuerst ankommt, das wird aufgenommen vom weiblichen Ei. Es ist viel kleiner als das weibliche Ei; trotzdem das weibliche Ei auch nur mit dem Mikroskop wahrgenommen werden kann, ist das männliche Samenkörperchen noch viel kleiner. Das wird aufgenommen. Und in dem Augenblicke, wo es in das Ei aufgenommen ist, bildet sich sogleich eine Haut um das Ei herum, und alle die, die nachkommen, werden zurückgestoßen durch diese Haut. Es kann nur eines herein. Denn sofort, wenn eins drinnen ist, wird eine Haut um das Ei gebildet, und die andern müssen abziehen.

Sie sehen also, das ist außerordentlich geistreich eingerichtet. Nun sind diese Samenkörperchen außerordentlich zappelig eingerichtet. Durch den Alkohol aber werden sie noch viel zappeliger gemacht. So dass also die Befruchtung eintritt unter dem Einfluss des männlichen Samenwesens, das außerordentlich beweglich ist. Und die Folge davon ist, dass durch die Befruchtung beim Menschen dann besonders auf sein Nervensystem und Sinnessystem gewirkt wird, wenn der Mann säuft. So dass, wenn die Frau säuft, die inneren Organe ruiniert werden durch die Schwere; wenn der Mann säuft, dann wird das Nervensystem des Kindes ruiniert. Die ganze Tätigkeit wird ruiniert, die in der richtigen Weise da sein soll, wenn das Kind eben heranwächst.

Man kann also sagen: Durch die Frau wird das Irdische am Menschen ruiniert, wenn sie säuft, und durch den Mann, wenn er säuft, wird das Bewegliche, das Luftige, was im Umkreis der Erde ist und was der Mensch auch in sich trägt, ruiniert. So wird also von zwei verschiedenen Seiten her die Frucht ruiniert, wenn beide saufen. Natürlich, dann ist schon gar keine ordentliche Befruchtung, das heißt, Befruchtung ist wohl möglich, aber es ist wirklich kein ordentliches Wachstum der Frucht möglich. Denn auf der einen Seite will dann das Ei seine Schwere geltend machen, und auf der anderen Seite ist darinnen alles in einer Zappelbewegung, und es widerspricht eines dem andern. Das Männliche widerspricht dem Weiblichen bei einer solchen Befruchtung, wo alle beide saufen. So dass also bei demjenigen, der den ganzen Zusammenhang versteht, klar ist, dass bei gewohnheitsmäßigen Trinkern tatsächlich in die Frucht außerordentliche Schädlichkeiten hineinkommen. Aber das glauben einem ja die Leute nicht, weil der Einfluss des Saufens der Männer und Frauen verhältnismäßig doch noch nicht so sichtbar ist. Aber dies ist eben nur deshalb, weil das Blut so geschützt ist, sogar im Knochenmark darinnen erst erzeugt wird, weil also die Menschen schon sehr viel tun müssen, wenn sie die

Nachkommenschaft stark beeinflussen wollen. Und das schwache Beeinflussen, das gestehen sich die Leute heute eben einfach nicht.

Nicht wahr, wenn ein Kind mit einem Wasserkopf geboren wird, so prüft man in der Regel nicht, ob die Befruchtung gerade in einer Nacht war, nachdem die Mutter bei einem Souper war und dort Rotwein getrunken hat, währenddem es sich herausstellen würde, wenn man es nachprüfte, weil da die Schwere zu stark wird. Dann wird das Kind mit einem Wasserkopf geboren. Wenn dagegen das Kind mit einem Gesichtsmuskelzucken geboren wird, dann wiederum prüft man auch nicht, ob der Mann etwa am Abend zu stark getrunken hat. Die Dinge, die im Kleinen, möchte ich sagen, sind, die prüft man eben nicht. Und daher kommt es, dass die Leute glauben, es sei kein Einfluss da. Er ist schon immer da. Aber die ganz schädlichen Einflüsse, die geschehen bei Gewohnheitstrinkern. Und da ist auch wiederum ein Auffälliges, ein sehr Merkwürdiges vorhanden.

Sehen Sie, wenn zum Beispiel, sagen wir, der Mann säuft, so kann es sich herausstellen, dass die Kinder irgendwo in ihrem Nervensystem schwach werden und, sagen wir zum Beispiel, Anlage haben zu Lungenschwindsucht. Es braucht gar nicht das, was auf die Kinder vererbt wird, zusammenhängen mit dem Alkoholgenuss des Mannes. Sie brauchen zum Beispiel nicht Anlage zu haben zur Kopfverwirrung, sondern zu Lungenschwindsucht oder zu Magenverstimmung und dergleichen. Also das ist eben das Heimtückische, dass dasjenige, was durch den Alkohol verbrochen wird, einfach auf ganz andere Körperteile beim Menschen übergeht.

Nun muss man bei diesen Dingen wirklich immer berücksichtigen, wie großen Einfluss kleine Mengen von Stoffen auf die menschliche Entwicklung überhaupt haben. Und nicht nur das, sondern man muss überall berücksichtigen, wie diese Stoffe an den Menschen herangebracht werden. Bedenken Sie zum Beispiel das Folgende: Wir haben in unseren Knochen eine ziemliche Menge phosphorsauren Kalk. Wir haben in unserem Gehirn auch Phosphor, und Sie werden aus früheren Vorträgen wissen, dass der Phosphor nützlich ist, denn ohne Phosphor könnte man das Gehirn eigentlich gar nicht zum Denken benützen. Also, wir haben Phosphor in uns. Ich habe Ihnen sogar einmal gesagt: Der Phosphor ist dann günstig, wenn er mit den Nahrungsmitteln in der richtigen Menge aufgenommen wird, damit er überall mit derselben Schnelligkeit verdaut wird, die in dem Menschen überhaupt ist. Wenn man dem Menschen eine Menge Phosphor in den Magen hineinbringt und er schnell hineingeht, dann ist er nicht nützlich, dann ist er schädlich.

Aber es kommt noch etwas anderes in Betracht. Sie wissen, dass man früher Phosphorzündhölzchen gemacht hat; sie sind jetzt etwas seltener geworden. Aber wenn man einmal Gelegenheit hat, so etwas zu beobachten, wie es zum Beispiel bei mir als Bube schon der Fall war, so kann man Folgendes erleben: Von unserer Wohnung musste ich täglich eine Stunde zur Schule gehen, so mit dreizehn, vierzehn, fünfzehn Jahren, und in der Hälfte des Weges war eine Zündwarenfabrik. Da arbeiteten also die Arbeiter daran, die Zündhölzchen, die Phosphorhölzchen herzustellen. Ja, da erlebte man es, dass eine Anzahl dieser Arbeiter – das war in den siebziger Jahren des vorigen Jahrhunderts – immer mit zerfressenen Kiefern herumliefen, dass sie also zerfressene Kiefer kriegten, und vom Kiefer aus wurde ihr Körper zerstört. Am Ober- und Unterkiefer, namentlich aber am Oberkiefer fing es an, dass die Knochen zerfressen wurden.

Wer das weiß, was der Phosphor für einen schädlichen Einfluss auf den Menschen haben kann, der wird finden, dass eine solche Zündwarenfabrik tatsächlich zu dem Mörderischsten gehört, was man nur haben kann. Es ist bei den Dingen, die der menschlichen Zivilisation angehören, immer auch notwendig, dass man hinschaut auf die zahlreichen Schädigungen, die der Mensch dadurch zugleich erleiden kann. Immer ging eine Anzahl von diesen Arbeitern in diese Zündwarenfabrik hinein mit zugebundenen Kiefern. So fing die Sache an. Und dann, nicht wahr, breitete sich das aus. Nun, auch im Oberkiefer selbstverständlich ist ja der Phosphor schon drinnen gewesen. Aber was für ein Phosphor?

Sehen Sie, der Phosphor, der mit den Nahrungsmitteln zunächst in den Magen hineingekommen ist, dann den ganzen Weg von innen aus zu den Kiefern gemacht hat, der ist nicht schädlich, wenn er nicht zu viel eingetrieben wird. Dagegen werden die Zündhölzchen so fabriziert: Zuerst werden sie zu langen Stäbchen geformt, und dann werden sie mit Schneidemaschinen zu den kleinen Stäbchen gemacht. Dann werden sie in Rahmen gespannt, da bleibt ein kleines Stückchen heraus, und da werden sie dann zuerst in ein Schwefelbad getaucht, und dann in das Phosphorbad. Das hielt ja der Arbeiter einfach in seiner Hand. Es kamen also immer Spritzer auf den Rahmen. Nun denken Sie, wie oft im Tag sich der Mensch, da er sich nicht immer waschen kann, bei der Arbeit einfach hier irgendwie ins Gesicht streicht. Es sind ganz gewiss außerordentlich geringe Mengen von Phosphor, die da an den Menschen herankommen, aber sie kommen heran, jetzt nicht von innen heraus, sondern von außen hinein. Und das ist ja das Geheimnis der menschlichen Natur: Dasjenige, was oftmals außerordentlich nützlich sein kann, wenn der Mensch es von innen aufnimmt und es erst durch den Körper verarbeitet wird, das kann das größte Gift sein, wenn es von außen an den Körper herankommt. Sehen Sie, von innen ist der menschliche Organismus so weise eingerichtet, dass er dasjenige, was zu viel Phosphor ist, mit dem Urin oder mit den Fäkalien wieder absondert. Er lässt nur die kleine Menge, die notwendig ist, in die Knochen kommen. Er rangiert dasjenige aus, was überflüssig ist.

Aber um das, was von außen kommt, wieder abzusondern, dafür hat ja der Mensch kein Interesse. Gewiss, man kann ja nachhelfen. Man könnte zum Beispiel allerdings schon dadurch eine große Wohltat hervorrufen – aber denken Sie doch, wie wenig noch in den siebziger Jahren überhaupt an Humanität gedacht worden ist! –, man könnte schon dadurch Abhilfe schaffen, dass man ein heißes Bad einrichtete, in dem jeder Arbeiter sich baden müsste, wenn er weggeht. Durch eine solche Einrichtung würde natürlich schon ungeheuer viel erzielt werden können. Aber solche Sachen werden eben einfach nicht gemacht.

Nun, ich wollte Ihnen dadurch nur zeigen, wie der menschliche Körper eingerichtet ist, dass er so eingerichtet ist, dass durch ganz kleine Schädigungen von außen, sogar durch dieselben Stoffe, die er sonst zu seinem Aufbau braucht, durch ganz kleine Schädigungen dasjenige eintreten kann, was also dazu führt, dass die ganze Gesundheit des Menschen, überhaupt die ganze Organisation des Menschen untergraben wird.

Nun kann der Mensch viel aushalten. Aber von einem gewissen Momente ab jedoch versagt dann der Organismus. Und beim Alkoholtrinken ist es so, dass der Organismus von dem Momente an versagt, wo der Alkohol irgendwie verhindert, dass die Lebenstätigkeit, die unsichtbare Lebenstätigkeit in der richtigen Weise verläuft.

Wenn man den Menschen einer Phosphorvergiftung aussetzt, so weiß man, dass da einfach die innere Tätigkeit untergraben wird, die sonst den Phosphor verarbeitet; sie wird von außen untergraben. Nun, beim Alkohol ist es eigentlich, ich möchte sagen, ganz ähnlich. Beim Alkohol ist es so: Wenn der Mensch zu viel Alkohol trinkt, und immer wieder und wiederum trinkt, so dass, wie man sagt, der Alkoholgenuss nicht akut bloß ist, sondern chronisch wird, so kommt es eben so weit, dass der Alkohol im Menschen als Alkohol wirkt.

Wie wirkt er denn aber als Alkohol? Nun, da möchte ich Sie daran erinnern, dass ich Ihnen einmal gesagt habe: Die Mengen Alkohol, die der Mensch braucht, die erzeugt er sich selber. Ich sagte Ihnen: In den Stoffen, die in den Gedärmen sind, wird immer eine gewisse Menge Alkohol erzeugt durch die gewöhnlichen Nahrungsmittel, weil der Mensch diese kleinen Mengen Alkohol braucht. Wozu braucht er diese? Nun, da brauchen Sie sich nur zu erinnern, wenn Sie einmal in irgendeinem anatomischen Kabinett gewesen sind und die Präparate gesehen haben: Die sind in Alkohol, weil sie sonst verfaulen würden. Der Alkohol hindert dasjenige, was lebendiger Körper ist, vor dem Verfaulen. So wirkt aber der Alkohol, der im Menschen selbst erzeugt wird, auch im menschlichen Organismus: Er hindert das Faulen gewisser Stoffe, die der Mensch braucht. So dass der Mensch durch seine innere Organisation eigentlich vorgeschrieben hat, wie viel Alkohol er haben soll, denn er hat einfach in sich gewisse Stoffe, die sonst faulen würden, die aber im Körper sein müssen, und die müssen eben konserviert werden.

Aber bedenken Sie jetzt: Der Mensch trinkt zu viel Alkohol. Dann wird zu viel konserviert, dann wird dasjenige, was eigentlich abgehen soll, konserviert und im Körper erhalten! Wenn der Mensch jetzt immer wieder und wieder sein Blut, das im Körper zirkuliert, dem Alkohol aussetzt, dann konserviert er sich dieses Blut im Körper darinnen. Und was ist die Folge? Die Folge davon ist, dass dieses Blut die Kanäle in den Knochen verstopft, weil es gegenwirkt. Es wird nicht schnell genug wiederum durch die Poren und so weiter herausbefördert.

Es bleibt zu lange im Körper. Dadurch wird das Mark in der Knochenhöhlung zu wenig veranlasst, neues Blut zu bilden und wird schwach dadurch. Dasjenige, was eintritt beim sogenannten chronischen Alkoholiker, das ist, dass das Knochenmark schwach wird mit der Zeit. Und dann erzeugt es eben bei der Frau nicht mehr die richtigen roten Blutkörperchen und beim Mann nicht mehr die richtigen weißen Blutkörperchen.

Sehen Sie, ich muss immer wieder bei solchen Gelegenheiten eines sagen: Nicht wahr, es ist ja ganz schön, wenn die Menschen soziale Reformen ausdenken, sagen wir zum Beispiel Alkoholverbote und so weiter. Gewiss, es ist sehr schön. Aber ich meine Folgendes: Sehen Sie, selbst solch ein gelehrter Mann wie der Professor Benedikt, von dem ich Ihnen einmal erzählt habe, dass er die Schädel der Verbrecher sammelte und dass dann die ungarischen Verbrecher gesagt haben, sie wollen ihre Schädel nicht nach Wien gesandt haben, weil sie dann nicht zusammenfinden mit ihren übrigen Knochen am Jüngsten Tag – dieser Mann hat mit Recht gesagt: Nun ja, da reden die Leute gegen den Alkohol; aber viel mehr Leute sind durch Wasser zugrunde gegangen als durch Alkohol! – Das ist natürlich im Allgemeinen auch wahr, weil das Wasser, wenn es Verunreinigungen enthält, gleich in viel größeren Mengen auftritt; so dass, wenn man es einfach statistisch betrachtet, man natürlich sagen kann: Viel mehr Leute sind durch das Wasser zugrunde gegangen als durch den Alkohol.

Aber es kommt etwas anderes in Betracht. Und da möchte ich sagen: Beim Alkohol ist es so, wie bei der Geschichte, die bei *Leberecht Hühnchen* steht; ich weiß nicht, ob Sie sie kennen. Es ist die Geschichte von einem armen Schlucker, einem armen Teufel, der sich nur ein Ei kaufen kann; aber er hat eine große Phantasie zu diesem Ei dazu, und da denkt er sich, wenn dieses Ei jetzt nicht beim

Krämer gewesen wäre, sondern richtig gebrütet worden wäre, so wäre daraus eine Henne entstanden. Wenn ich also nun dieses Ei esse, so esse ich eigentlich die ganze Henne. In seiner Phantasie stellt er sich das nun vor: Nun bin ich eigentlich doch ein richtiger reicher Kerl, der sein Huhn essen kann! – Aber seine Phantasie war damit noch immer nicht befriedigt, sondern er dachte weiter. Er sagte: Ja, aber das Huhn, das ich jetzt esse, das hätte ja wiederum so und so viele Eier legen können, aus denen wiederum Hühner hätten auskriechen können; und diese Hühner alle, die esse ich! Und schließlich rechnete er sich aus, wie viel Millionen und Millionen Hühner das wären. Dann sagte er sich: Hieße das nicht schlampampen?

Sehen Sie, so ist die Geschichte nun nicht im Spaß wie in dieser Erzählung, sondern im Ernst beim Alkohol. Gewiss, wenn man statistisch, sagen wir, die Zeit von 1870 bis 1880 aufnimmt und prüft, wie viele Menschen da an Wasser zugrunde gegangen sind auf der ganzen Erde und wie viele an Alkohol, dann überwiegt die Menge von Leuten, die an Wasser zugrunde gegangen sind. Dazumal starben ja die Leute an Typhus und so weiter viel mehr als heute; also der Typhus kann ja mit der Verunreinigung des Wassers vielfach zusammenhängen. Ja, da kann man leicht ausrechnen, dass viel mehr an Wasser zugrunde gehen.

Aber man muss anders denken. Man muss wissen, dass der Alkohol nach und nach bis ins Knochenmark hineingeht und nach und nach das Blut ruiniert. Dadurch, dass er dann die Nachkommenschaft ruiniert, ist die ganze nachkommende Familie ruiniert! Wenn ein Mensch also, sagen wir, drei Kinder hat, so sind diese drei Kinder zunächst ein bisschen ruiniert; aber diejenigen, die wieder von diesen dreien entstehen, die sind stark ruiniert. Und so ruiniert man für lange Zeiten hinaus die Menschen durch den Alkohol. Und vieles, was heute an Schwäche in der Menschheit vorhanden ist, ist einfach dadurch vorhanden, dass die Vorfahren zu viel getrunken haben. Da ist es wirklich so, dass man sich vorstellen muss: Da ist ein Mann und eine Frau. Der Mann säuft; die Nachkommenschaft wird dadurch schwach im Körper. Nun denken Sie sich einmal, was das schon nach einem Jahrhundert bedeutet oder gar nach mehreren Jahrhunderten! Also da nützt es nichts, wenn man einfach die Zeit aufnimmt, sagen wir von 1870 bis 1880, und sagt: Es sind da mehr Menschen an Wasser zugrunde gegangen als an Alkohol. Da muss man über Zeiträume hinüberschauen. Und das ist dasjenige, was die Leute heute nicht gerne machen, höchstens eben im Spaße, wie der Verfasser von *Leberecht Hühnchen*, der natürlich auch über große Zeiträume hinüberschauen muss, wenn er sich denken will, wie er schlampampt.

Also solche Gedanken, die über das Allernächste hinausschauen, die muss man haben, wenn man über diese Sache sozial denkt. Und da, muss ich sagen, ist meine Meinung diese: Verbieten kann man ja den Alkohol, aber sehen Sie, dann treten merkwürdige Erscheinungen auf. Sie wissen ja zum Beispiel, dass heute die Menschen in vielen Erdgegenden dazu gekommen sind, den Alkoholverkauf einzuschränken oder ganz zu verbieten; aber ich mache Sie darauf aufmerksam, was für ein Übel in der letzten Zeit eingetreten ist: der Kokaingenuss nämlich, der auch von den Leuten gemacht wird, um sich zu betäuben. Und gegen das, was der Kokaingenuss anstellen wird, namentlich an Zerstörung der menschlichen Fortpflanzungskräfte, ist der Alkohol noch Gold! Der eine oder der andere, der das Kokain frisst, wird das nicht einmal dafür verantwortlich halten. Aber schon an den äußeren Symptomen können Sie sehen, wie viel schlimmer der Kokaingenuss ist als der Alkoholgenuss. Wenn einer durch den Alkohol das Delirium tremens kriegt, so äußert sich dies durch eine Art Verfolgungswahn. Er sieht überall Mäuse, die ihn verfolgen. Wenn aber einer Kokain genießt, dann kommen Schlangen überall aus seinem Körper heraus! Wenn ein solcher Mensch, der Kokain genießt, sich selber anschaut, dann sieht er: Erst betäubt er sich – das ist angenehm, das ist eine Art von Wollust –, aber wenn er dann längere Zeit kein Kokain gegessen hat, dann schaut er so aus [siehe Zeichnung]: Überall kommen aus seinem Körper Schlangen heraus, und er läuft nur rasch, um wiederum Kokain zu genießen, damit die Schlangen für eine Zeitlang aufhören. Denn die Furcht, die er vor den Schlangen hat, die ist noch viel größer als die Furcht, die er vor den Mäusen hat im Delirium tremens.

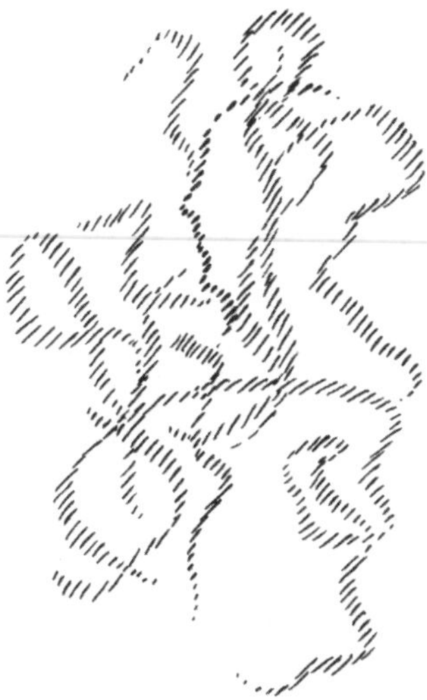

Und so kann man wohl allerlei verbieten, aber die Menschen kommen dann auf allerlei anderes, was in der Regel nicht gescheiter ist, sondern schlimmer ist. Und da glaube ich, dass Aufklärungen, wie der Alkohol wirkt, in der Weise, wie wir es heute zum Beispiel vor uns hingestellt haben, wirklich viel mehr wirken können, gerade Aufklärungen, die den Menschen allmählich dazu bringen, den Alkohol selber zu lassen. Sie beeinträchtigen nicht die menschliche Freiheit, aber Sie erzeugen zugleich das, dass der Mensch sich sagt: Das ist aber unheimlich! Bis in die Knochen herein werde ich ruiniert! Das wirkt dann als Gefühl, während Gesetze nur für den Verstand wirken. Die richtigen Wahrheiten, die richtigen Erkenntnisse, die sind eben solche, die bis ins Gefühl hinein wirken. Deshalb ist meine Überzeugung: Zu einer wirksamen Sozialreform – denn auf anderen Gebieten ist es ähnlich, fast geradeso wie hier – kommen wir doch nur, wenn wir in weitesten Kreisen für eine wirkliche Aufklärung sorgen.

Aber diese wirkliche Aufklärung kann man ja erst dann schaffen, wenn etwas da ist, mit dem man aufklären kann. Denn, sehen Sie, wenn Sie heute sich irgendwo einen Vortrag halten lassen über die Schädlichkeit des Alkohols – so werden Sie die Sache nicht dargestellt finden, wie ich sie Ihnen jetzt dargestellt habe, obwohl das nicht einmal so besonders schwer ist; denn die Tatsachen kennen die Leute. Sie wissen nur nicht in der gehörigen Weise über diese Tatsachen zu denken. Die Tatsachen kennen sie schon. Sie gehen meistens aus einem solchen Vortrag, der da gehalten wird von einem heutigen Dutzendgelehrten, heraus und wissen nicht recht etwas Besonderes damit anzufangen. Und wenn sie besonders gutmütig sind, so sagen sie: Na, Gott, man ist halt nicht vorbereitet, man hat die Geschichte nicht verstanden. Der gelehrte Herr weiß das alles. Man kann als einfacher Mensch nicht alles verstehen! – Aber der Grund ist, dass er selber es nicht versteht. Wenn man nämlich eine Wissenschaft hat, die wirklich auf die Fundamente geht, auf die Grundlagen geht, dann kann man es nämlich schon zum Verständnis bringen, auch den einfachen Menschen.

Wenn heute die Wissenschaft so wenig wirklich ist, so ist es eben das, dass sie eigentlich mit Ausschluss der wirklichen Menschlichkeit entstanden ist. Die Leute werden immer zuerst Privatdozent, dann außerordentlicher Professor, dann ordentlicher Professor. Die Studenten sagen dann: Ein ordentlicher Professor weiß nichts Außerordentliches, und ein außerordentlicher Professor, der weiß nichts Ordentliches. – Die Studenten haben das im Gefühl. So geht der ganze Schlendrian weiter. Und in sozialen Reformen wirkt die Wissenschaft eigentlich nichts, während sie in der allertätigsten Weise wirken könnte. Und deshalb muss jemand, der es ehrlich meint mit dem sozialen Leben, immer wieder darauf zurückkommen: Stroherne, papierene Gesetze sind viel weniger wichtig, natürlich braucht man sie auch, aber sie sind viel weniger wichtig als eine durchgreifende Aufklärung. Diese Aufklärung, die braucht man. Dann würden wir erst richtig weiterkommen.

Gerade so etwas, wie man es studieren kann beim Alkohol, das lässt sich überall begreiflich machen. Und dann kommt man zu dem, was ich immer sage zu den Leuten. Nicht wahr, die Leute kommen und fragen: Ist es besser, keinen Alkohol zu trinken, oder ist es besser, Alkohol zu trinken? Ist es besser, Vegetarier zu sein, oder besser, Fleisch zu essen? Ich sage überhaupt niemals einem Menschen, ob er den Alkohol lassen soll oder ob er ihn trinken soll, ob er Pflanzen essen soll oder Fleisch essen soll, sondern ich sage zu dem Menschen: der Alkohol wirkt so und so. Ich stelle es ihm einfach dar, wie er wirkt; dann mag er sich entschließen, zu trinken oder nicht. Und so mache ich es schließlich auch beim Pflanzen- und Fleischessen. Ich sage: So wirkt das Fleisch, so wirken die Pflanzen. Und die Folge davon ist, dass der Mensch sich selber entschließen kann.

Das ist das, was man vor allen Dingen in der Wissenschaft haben muss: Respekt vor der menschlichen Freiheit. So dass man gar nicht das Gefühl hat, man will irgendeinem Menschen etwas gebieten oder verbieten, sondern man sagt ihm die Tatsachen. Wenn er weiß, wie der Alkohol wirkt, dann kommt er von selbst darauf, was das Richtige ist. Damit kommen wir am allerweitesten. Da kommen wir dazu, dass freie Menschen sich ihre Richtung selber geben können. Und das müssen wir anstreben. Dann erst kommen wir zu richtigen sozialen Reformen.

Kapitel XI: Die Wirkungen von Nikotin

Über die mit dem Rauchen verbundenen Gefahren ist man sich heute im Klaren. Steiner geht es hier, zu Beginn des letzten Jahrhunderts, um die subtileren Wirkungen von Nikotin auf den menschlichen Organismus. Sie sind zwar zur Hauptsache negativer Art, unter bestimmten Umständen aber auch positiv. Wie immer ist es Steiner nicht darum zu tun, Vorschriften zu machen, vielmehr möchte er informieren, damit jeder die Risiken selber abwägen und die richtige Entscheidung für sich treffen kann.

Nun wollen wir einmal versuchen, auf diese Fragen einzugehen. Die erste Anregung war diese, etwas zu sprechen über den Einfluss des Nikotins, also des Giftes, das durch das Rauchen, den Tabak überhaupt, in den menschlichen Körper eingeführt wird. Sehen Sie, da muss man erstens sich klar sein darüber, worin sich die Wirkung dieses Nikotins zeigt. Die Wirkung des Nikotins zeigt sich vor allen Dingen in der Herztätigkeit, so dass durch das Nikotin eine größere, eine stärkere Herztätigkeit hervorgerufen wird. Das heißt aber, da das Herz nicht selber eine Pumpe ist, sondern nur anzeigt, was im Körper vorgeht – das Herz schlägt schneller, wenn das Blut schneller zirkuliert –, dass das Nikotin eigentlich auf die Blutzirkulation wirkt und die Blutzirkulation lebhafter macht. Man muss sich also darüber klar sein, dass durch die Einführung von Nikotin in den menschlichen Körper die Blutzirkulation zu einer lebhafteren gemacht wird. Dadurch wird eine stärkere Herztätigkeit hervorgerufen.

Nun muss man diese ganzen Vorgänge im menschlichen Organismus verfolgen. Sie müssen durchaus sich darüber klar sein, dass alles das, was im menschlichen Organismus vor sich geht, eigentlich streng geregelt ist. Man kann sich zum Beispiel nichts Wichtigeres vorstellen für den menschlichen Organismus, als dass man, wenn man an den Puls greift, bei einem ziemlich erwachsenen Menschen, auch später noch im menschlichen Alter, in der Minute durchschnittlich etwa so um 72 Pulsschläge herausbekommt.

Dagegen hat der Mensch – ich habe Ihnen das schon einmal gesagt – etwa 18 Atemzüge. Das ist also in der Minute der Fall. Wenn Sie 18 mit 4 multiplizieren, bekommen Sie 72. Das heißt, im Durchschnitt geht der Blutstoß viermal so schnell durch den Körper als der Atmungsstoß. Natürlich ist das nur eine Durchschnittszahl, denn für jeden Menschen ist das verschieden. Und darauf beruht gerade der Unterschied der Menschen untereinander, dass sie dieses Verhältnis verschieden haben. Aber im Durchschnitt ist es wie 1 zu 4, also viermal so starke Blutzirkulation wie Atmungsrhythmus.

Wenn ich nun Nikotin in den menschlichen Organismus hineinbringe, so kann ich es aus zwei Gründen hineinbringen: Erstens aus der Leidenschaft für den Tabak; zweitens aber kann ich es auch hineinbringen als Heilmittel. Alles dasjenige, was auf der einen Seite Gift ist, ist nämlich auf der anderen Seite ein Heilmittel. Alles, könnte man sagen, ist Gift und Heilmittel. Denn natürlich, wenn Sie zum Beispiel ein paar Eimer Wasser auf einmal austrinken, so ist es ein Gift, während es in der entsprechenden Menge ein Nahrungsmittel ist, und wenn man es gar in merkwürdig kleinen Mengen einführt, kann es sogar ein Heilmittel sein. Wasser ist überhaupt ein starkes Heilmittel durch allerlei Methoden, die man dabei anwendet. Also selbst von den gewöhnlichsten Stoffen kann man sagen: Dasjenige, was Gift ist, kann zugleich Heilmittel sein. Und deshalb muss man die Wirkung kennen, die ein solcher Stoff, eine solche Substanz auch auf den menschlichen Organismus hat.

Bringe ich also Tabak in den menschlichen Organismus, so regt er zunächst die Blutzirkulation an. Das Blut wird lebhafter, zirkuliert lebhafter. Jetzt regt er aber nicht in demselben Maße die Atmung an. Die Atmungsstöße, die bleiben dieselben. Aber nun passt der Blutkreislauf nicht mehr mit der Atmung zusammen. Wenn der Mensch Nikotin in seinen Körper hineinbringt, müsste er eine andere Blutzirkulation haben als er hat.

Sagen wir also zum Beispiel, es wäre ein Mensch gerade auf den Durchschnitt abgestimmt – das gibt es zwar nicht, aber nehmen wir an, er wäre es: Er sollte 18 Atemzüge und 72 Pulsschläge haben. Nun hat er dadurch, dass er Nikotin genießt, sagen wir, 76 Pulsschläge. Dadurch hat er kein richtiges Verhältnis zwischen den Pulsschlägen und den Atemzügen. Die Folge davon ist, dass, während sich mit jedem Pulsschlag eine bestimmte Menge Sauerstoff mit dem Blut verbinden sollte, das Blut nicht genügend Sauerstoff erhält. Die Folge der Nikotinvergiftung ist also, dass das Blut zu große Mengen Sauerstoff aufnehmen will, das heißt, dass das Blut zu viel Sauerstoff beansprucht. Die Atmung gibt nicht so viel Sauerstoff her. Daher kommt es, dass eine ganz geringe Atemnot eintritt. Natürlich ist die Atemnot so gering, dass sie im Einzelnen nicht bemerkt wird, denn ich habe Ihnen schon gesagt, der menschliche Körper kann im Ganzen viel aushalten. Aber dasjenige, was durch den Nikotingenuss hervorgerufen wird, das ist immer eine bestimmte, ganz kleine Atemnot. Diese ganz kleine Atemnot verursacht nämlich bei jedem Atemzug ein Angstgefühl. Jede Atemnot verursacht Angstgefühl. Wenn man nun Angst hat und man trägt diese Angst mit sich herum, dann beherrscht man sie eher, als diese furchtbar kleine Angst, die man da bekommt, die ganz unbewusst bleibt. Das sind ja gerade die Krankheitsursachen, dass so etwas wie Angst oder Furcht oder Schreck unbemerkt bleibt.

Nun bleibt bei dem, der fortwährend raucht, fortwährend die Ursache da, dass er immer, ohne dass er es merkt, ganz ausgefüllt ist von einer gewissen Angst. Nun wissen Sie aber, wenn Sie Angst kriegen, dass dann Ihr Herz pumpert. Nun, das wird Sie zu der Erkenntnis führen, dass bei einem, der sich durch Nikotin fortwährend vergiftet, das Herz eigentlich fortwährend etwas zu schnell geht. Aber wenn es etwas zu schnell geht, dann wird es auch verdickt, geradeso wie mein Bizeps, mein Oberarmmuskel dick wird, wenn ich ihn fortwährend anstrenge. Das ist unter Umständen nicht so schlimm, wenn es nicht zu einem Reißen der inneren Gewebe kommt. Aber wenn einmal der Herzmuskel – das ist auch ein Muskel – durch seine Tätigkeit zu dick wird, dann drückt er überall auf die anderen Organe. Und die Folge davon ist in der Regel, dass dann vorn Herzen aus wiederum die Blutzirkulation gestört wird, die Blutzirkulation kann nicht vom Herzen eingeleitet werden, aber gestört werden kann sie, wenn das Blut ein verdicktes Herz findet.

Wenn nun das Herz verdickt wird, dann ist die nächste Folge davon, dass nämlich die Nieren krank werden, weil durch das Zusammenstimmen wiederum von Herz- und Nierentätigkeit die ganze menschliche Leibesorganisation in Ordnung gehalten ist. Das Herz und die Nieren müssen immer zusammenstimmen. Es muss natürlich alles im Menschen zusammenstimmen, aber Herz und Niere sind in unmittelbarer Verbindung. Man merkt gleich, wenn im Herzen etwas nicht richtig ist, kommt die Niere auch nicht mehr in der richtigen Weise in Ordnung, und dann wird nicht mehr in der richtigen Weise abgesondert. Dann kommt Unrichtiges in die Urinabsonderung hinein, und die Folge davon ist, dass der Mensch ein viel zu schnelles Lebenstempo einschlägt und sich deshalb furchtbar rasch abnutzt. Und so wird derjenige, der eben für seine Leibesverhältnisse zu viel Nikotin in seinen Leib hineinkriegt, daran langsam zugrunde gehen. Er geht eigentlich langsam zugrunde an allerlei inneren, das Herz beeinflussenden Angstzuständen.

Nun kann man ja eigentlich gerade Angstzustände in ihrer Wirkung auf die seelischen Tätigkeiten sehr leicht beurteilen. Man wird bei denjenigen Leuten, die zu viel Nikotin in ihren Körper hineinbringen, eben merken, dass allmählich auch ihre Gedankenkraft beeinträchtigt wird. Die Gedankenkraft wird dadurch beeinträchtigt, dass der Mensch, wenn er durch irgend etwas in Angst herumgeht, ja nicht mehr ordentlich denken kann. So dass also bei solchen Menschen gewöhnlich die Nikotinvergiftung auch dadurch erkannt werden kann, dass man findet, ihre Gedanken kommen nicht mehr ganz in Ordnung. Sie urteilen gewöhnlich viel zu rasch. Sie steigern dann dieses viel zu rasche Urteilen manchmal bis zu Verfolgungswahngedanken. So also kann man sagen, dass tatsächlich der Nikotingenuss, wenn er als Genuss figuriert, die menschliche Gesundheit untergräbt.

Aber Sie müssen überall, bei allen diesen Sachen die andere Seite betrachten. Nicht wahr, dass die Menschen rauchen, das ist ja erst in der Entwicklung der Menschheit aufgekommen. Ursprünglich haben die Menschen nicht geraucht. Der Tabakgenuss ist etwas, was erst im Laufe der Zeit heraufgekommen ist. Nun, man muss die andere Seite betrachten.

Nehmen Sie an, das, was ich früher als ein Manko hingeschrieben habe, ist eingetreten beim Menschen. Er hat statt 72 Pulsschlägen nur 68. Nehmen Sie also an, der Mensch, der einen zu wenig lebhaften Blutkreislauf hat, fängt jetzt an zu rauchen. Ja, sehen Sie, da muss man zunächst sich klar darüber sein, dass da jetzt auch der Blutkreislauf angeregt wird – aber von 68 auf 72, auf das Richtige wird er angeregt, so dass dann Atmung und Blutkreislauf zusammenstimmen. Wenn also einer zu einem

Arzt kommt und sich krank fühlt nach irgendeiner Richtung und der Arzt bemerkt, die Krankheit kommt von einem zu schwachen Blutkreislauf, so kann er ihm sogar das Rauchen anraten.

Sehen Sie, ich habe Ihnen gesagt: Wenn der Blutkreislauf zu schnell ist im Verhältnis zum Atmen, hat man es mit furchtbaren Angstzuständen zu tun, die aber nicht bewusst werden. Wenn aber einer einen zu schwachen Blutkreislauf von irgend etwas anderem hat, dann drückt sich das dadurch aus, dass er herumgeht und irgend etwas will, aber er weiß nicht, was er will. Das ist geradeso eine charakteristische Krankheitserscheinung, dass es Menschen gibt, die herumgehen und etwas wollen, die aber nicht wissen, was sie wollen. Bedenken Sie doch nur, wie viele Menschen es gibt, die so herumgehen und nicht wissen, was sie wollen! Die sind dann, wie man sagt, unbefriedigt im Leben. Nicht wahr, es sind solche Leute, die in irgendeinen Beruf hineinkommen, aber er ist ihnen nicht recht und so weiter. Das rührt von einer zu schwachen Blutzirkulation her. Und wenn man also solch einen Menschen hat, dann kann man sagen: Es ist sogar gut, ihm etwas Nikotin beizubringen, ihn durch Nikotin zu heilen. Und da ihm das Rauchen angenehm ist, so braucht man ihm nicht Nikotin als Medizin zu geben, sondern man kann ihm sogar anraten, er solle rauchen, wenn er früher kein Raucher war.

Es ist tatsächlich so, dass in der neueren Zeit die Menschen immer zahlreicher geworden sind, die eigentlich nicht wissen, was sie wollen. Und das ist auch sehr leicht in der neueren Zeit, dass die Menschen nicht wissen, was sie wollen, denn die Mehrzahl der Menschen so seit drei, vier Jahrhunderten hat sich eigentlich abgewöhnt, irgendwie sich geistig mit etwas zu beschäftigen. Sie gehen in ihr Büro, beschäftigen sich mit dem, was sie eigentlich nicht gerne mögen, aber was ihnen Geld bringt, und sitzen ihre Bürostunden ab, sind meinetwillen auch ganz fleißig, aber sie haben gar kein richtiges Interesse außer demjenigen, dass sie ins Theater gehen, Zeitungen lesen. So weit ist es ja allmählich gekommen. Das Bücherlesen ist ja heute zum Beispiel schon eine Seltenheit.

Das alles kommt aber davon, weil die Leute eigentlich gar nicht wissen, was sie wollen. Es muss ihnen erst vorgeschrieben werden, was sie wollen. Und wenn man Zeitungen liest, ins Theater geht, so regt das zwar die Sinne und den Verstand an, aber nicht das Blut. Das ist eben gerade das: Wenn man sich hinsetzen muss und irgendwie ein schweres Buch liest, da wird das Blut angeregt. Sobald man sich anstrengen muss, um etwas zu verstehen, wird das Blut angeregt. Aber das wollen ja die Leute heute nicht mehr. Die wollen nicht sich anstrengen, um etwas zu verstehen. Das ist etwas, was den Leuten ganz zuwider ist. Sie wollen nichts verstehen! Und dadurch, wenn sie nichts verstehen wollen, wird ihr Blut dick gemacht. Das dicke Blut geht dann langsamer, und die Folge davon ist, dass sie fortwährend ein Mittel brauchen, um dieses tatsächlich immer dicker werdende Blut in Gang zu bringen. In Gang wird es gebracht, wenn sie den Glimmstengel, den Nikotinstengel in den Mund stecken; aber dünner wird es nicht, nur die Blutzirkulation wird immer schwerer. Und die Folge kann dann sein, dass sie in einem Alter, wo das noch nicht der Fall zu sein brauchte, allerlei Alterserscheinungen kriegen.

Man sieht daraus, wie der menschliche Körper außerordentlich fein in seiner Tätigkeit ist. Nicht nur, wenn man das Blut untersucht, bekommt man etwas heraus, sondern man bekommt auch etwas heraus, wenn man die Art und Weise, wie sich ein Mensch verhält, ob er langsam oder schnell denkt, untersucht.

Also Sie sehen: Derjenige, der etwas wissen will über die Wirkung des Nikotins, der muss eben den ganzen Blutkreislauf und die Atmung genau kennen.

Nun erinnern Sie sich, was ich Ihnen neulich ausführlich gesagt habe: Das Blut selber wird aber erzeugt in dem Knochenmark; da kommt es eigentlich heraus. Nun, wenn das Blut in dem Knochenmark erzeugt wird und man bringt das Blut in eine zu große Bewegung, dann muss das Knochenmark auch schneller arbeiten, als es sollte. Die Folge davon ist, dass die Knochen nicht mehr nachkommen in ihrer Arbeit, und dann bilden sich innerhalb der Knochen diejenigen Tiere aus, diejenigen kleinen Tiere, die uns eigentlich im Leben auffressen. Es hat Ärzte gegeben, wie zum Beispiel Metschnikow, die glaubten, dass überhaupt diese Osteophagen – so nennt man sie, diese kleinen Kerle – die Ursache des menschlichen Todes sind. Wenn es keine Osteophagen gäbe, sagte der Metschnikow, dann würden wir ewig leben. Er meinte, dass die uns richtig auffressen. Nun, Tatsache ist, dass, je älter wir werden, desto mehr Osteophagen da sind. Also wahr ist es schon, dass unsere Knochen nach und nach aufgefressen werden von den Osteophagen. Aber auf der anderen Seite ist es geradeso, als wenn man eben einen Acker gut düngt: Dann wächst mehr darauf, als wenn man ihn schlecht düngt. Und so etwas wie zum Beispiel Nikotin in den Körper hineinbringen, das bedeutet, dass man die Knochen schlecht macht für uns, aber für die Osteophagen, für diese Menschenfresser, Knochenfresser, macht man sie gerade gut. Was für uns Menschen ein Schlechtes ist, ist für diese kleinen Tiere das Allerbeste, was man machen kann.

So ist es eben in der Welt. Wenn einer bequem denken will, denkt er, die Welt ist von einem Herrgott gemacht, und da muss alles gut sein. Nun kann man sagen: Ja, warum hat denn der Herrgott neben den Knochen gleich die Osteophagen wachsen lassen? Wenn er die Osteophagen nicht hätte wachsen lassen, würden wir nicht aufgefressen werden während des Lebens; da könnten wir unsere Knochen so schlecht behandeln, dass sie zuletzt nur an irgend etwas anderem zugrunde gehen; sie würden aber jedenfalls jahrhundertelang halten können, wenn diese kleinen Viecher da nicht drinnen wären.

Aber das nützt einem nichts, wenn man nur so bequem denkt. Es nützt einem bloß, wenn man wirklich auf die Tatsachen eingeht, und wenn man weiß, dass eben diejenigen feinen Kräfte, die an der Knochenentstehung beteiligt sind, ihre Feinde haben, dass eben auch ihre Schöpfung da ist, denn das sind eben diese Osteophagen, die wir zu Millionen in uns haben. Je älter Sie werden, desto mehr haben Sie diese Osteophagen in sich. Sie haben immer Menschenfresser in sich, wenn sie auch klein sind. Die großen Menschenfresser sind nicht die allergescheitesten; die allergescheitesten sind diejenigen, die wir auf diese Weise da in uns tragen und die also tatsächlich einen wiederum günstigen Boden gewinnen, wenn man eben Nikotin in den Körper hineinbringt.

Sehen Sie, daraus können Sie aber erkennen, dass es eben außerordentlich wichtig ist, den ganzen Menschen gründlich zu verstehen, wenn man überhaupt sagen will, wie irgendein Stoff im menschlichen Körper wirkt.

Kapitel XII: Ernährung und Gesundheit

In diesem letzten Vortrag betrachtet Rudolf Steiner Ernährung namentlich unter dem Gesichtspunkt von Gesundheit und Heilung. Er macht deutlich, wie ein detailliertes Wissen sowohl von der geistigen als auch von der materiellen Beschaffenheit des Menschen und der Substanzen in der Natur unerlässlich ist, um die geeigneten Heilmittel zu finden. Was im einen Fall als Gift wirkt, kann in einem anderen heilen. Gerade im Hinblick auf die Ernährung macht Steiner indessen auch auf die Feinheit aufmerksam, dass die positive oder negative Wirkung der Nahrungsmittel – beispielsweise wenn wir uns für eine vegetarische Ernährung entscheiden – ebenso sehr von der Harmonie zwischen unserem physischen und geistigen Organismus abhängt wie von dem, was wir essen, mit anderen Worten: dass der materielle Stoffwechsel auch durch geistige Entwicklung begleitet werden muss. Der Mensch ist stets als Ganzes zu betrachten.

Heute soll vom geisteswissenschaftlichen Standpunkt aus über etwas gesprochen werden, dem ein eminent großer Wert beigemessen werden kann, wenn es in der richtigen Weise aufgefasst wird. Es sollen einige Gesichtspunkte über Ernährungs- und Heilweise angegeben werden. Mehr noch als bei irgendeiner anderen Auseinandersetzung müssen Sie dabei allerdings berücksichtigen, dass es sich nur um das Herausgreifen ganz aphoristischer Einzelheiten aus einem unendlich weiten Gebiete handelt und dass es sehr schwierig ist, heute schon darüber in einer allgemein verständlichen Sprache zu sprechen. Es kann deshalb auch nur annähernd darüber gesprochen werden, weil man es in einem solchen erweiterten Kreise nicht mit lauter Eingeweihten zu tun hat, die in der Lage wären, jedes Wort auch wirklich seinem Wahrheitswert nach zu empfinden.

[...] Man hört vielfach, dass das Publikum sich geradezu hypnotisieren lässt, wenn der Ausdruck «Gift» gebraucht wird. Es erscheint sehr einleuchtend, wenn gesagt wird: Ein Gift darf nicht in den Körper kommen! – Man spricht dann gerne von «Naturheilkunde». Was hat man überhaupt unter Natur zu verstehen? Und was unter Gift? Natur umfasst auch die Wirkung, die das Gift der Belladonna auf den menschlichen Organismus ausübt, denn es ist eine rein natürliche Wirkung. Natur schließt selbstverständlich alle Wirkungen ein, die unter Naturgesetzen stehen. Und was ist ein Gift? Wasser ist ein starkes Gift, wenn es der Mensch eimerweise vertilgt, denn es wirkt dann in hohem Grade zerstörend. Und Arsenik ist eine sehr gute Sache, wenn Sie es in bestimmten Kombinationen verwenden. Deshalb ist ein wirklich intimes Studium des menschlichen Organismus und der Dinge in der Natur draußen notwendig.

Schon Paracelsus hat in seiner schlagenden Sprache darauf hingewiesen, wie bestimmte Vorgänge des menschlichen Körpers mit solchen in der äußeren Natur zusammenhängen, so Cholera mit Arsenik. Deshalb nannte er auch einen Cholerakranken einen Arsenicus, weil er wusste, dass bei Arsenik und Cholera dieselben Faktoren wirksam sind, und weil er zugleich erkannte, wie die Dinge zusammen harmonieren. Da haben wir es mit einem Naturprozess zu tun, den man erst durchschauen muss.

Ein anderes, was hindernd in den Weg tritt, wenn es sich um eine Verständigung mit der Wissenschaft handelt, ist die materialistische Denkweise, welche alle Fragen, um die es hier geht, in ein schiefes Licht gebracht hat. Erinnern Sie sich daran, was über die Wirkungen gewisser

Metalle auf den menschlichen Organismus gesagt wurde. Nun könnte jemand behaupten, die Geisteswissenschaft sei reinster Materialismus, wenn sie erklärt, dass die Kräfte in den Mineralien und Metallen materielle Wirkungen auf den menschlichen Organismus ausüben. Doch die Geisteswissenschaft weiß zugleich, dass das Materielle in einer bestimmten Beziehung zum Geiste steht. Wer wirklich eine spirituelle Weltanschauung vertritt, hat erkannt, dass es sich bei solchen Stoffen eben nicht um bloße Materie handelt, sondern dass darin ebenso wie in einem von Haut umgebenen Wesen Geist und Seele lebt. In diesem Sinne spricht der Theosoph von dem Geist, der im Gold, im Quarz, im Arsenik oder im Gift der Belladonna verkörpert ist. Für den Okkultisten ist die Welt voll von geistigen Wesenheiten. Die im Blei verkörperte Geistigkeit hat jene Beziehung zum menschlichen Organismus, von der Sie gestern hörten. Für die Theosophen handelt es sich nicht um das Aufsuchen von irgendwelchen sonderbaren geistigen Wesen, die gar nichts mit unserer Welt zu tun haben, sondern um solche, die in jedem Stück Metall, wie überhaupt in allem, was uns umgibt, enthalten sind. So durchgeistigt die geisteswissenschaftliche Weltanschauung den Stoff. Geistige Analogien sind etwas, was auf wirklicher spiritueller Forschung beruht.

Nicht um eine Gegnerschaft gegen die Fachwissenschaft handelt es sich hier. Es muss Spezialisierung geben, und man darf über die äußeren Tatsachen nicht hinweggehen. Aber es ist unmöglich, aus einem Spezialwissen heraus einen Gesamtstandpunkt über die Welt zu erhalten. Auch der Arzt muss als Persönlichkeit etwas von den höheren Welten wissen. Er wird dann seine Arbeit ganz anders einrichten als ein solcher, der nichts von den großen Zusammenhängen weiß. Dann wird man auch die Symptome anders werten. Eine einzelne Beobachtung oder ein Erlebnis wird man vielleicht für etwas ganz

Geringfügiges halten, wenn sich das aus einem Überblick über das Ganze ergibt. Wie jeder, der an der Kultur arbeitet, bestimmte Voraussetzungen mit sich bringen muss, so wird die Zukunft auch geisteswissenschaftlich gebildete Ärzte verlangen. Nicht nur um das empirische Vermögen handelt es sich, sondern noch um etwas ganz anderes. Als Beispiel sei hier Hahnemann, der Begründer der Homöopathie angeführt. Zwischen Paracelsus und Hahnemann besteht ein großer Unterschied. Der Arzt des 16. Jahrhunderts war noch bis zu einem gewissen Grade hellsehend. Das war damals noch eine weit verbreitete Eigenschaft. Hahnemann war das nicht mehr. Er konnte nur die Wirkung der Heilmittel durch die Sinneserfahrung erproben.

Für die hier gemeinte Beziehung des Menschen zu Wesen und Gegenständen der Natur gibt es ein Analogon, nämlich das Verhältnis der Geschlechter zueinander, das vorzugsweise durch Sympathie bestimmt wird. Es ist ein geheimnisvoller Zug, der die Geschlechter zueinander drängt, eine Kraft, die innerhalb des Lebendigen wirkt. Es ist nicht als irgend etwas Mystisches im schlechten Sinne des Wortes aufzufassen, dass sich der eine Mann zu dem einen Weibe hingezogen fühlt. Wer sich zum okkulten Weltbetrachter ausbildet, hat ein ähnliches Verhältnis zu allen lebenden Dingen um sich herum, das ein universales genannt werden kann. So wie es ein spezifisches Verhältnis zwischen dem einen Mann und dem einen Weibe gibt, so gibt es ein spezifisches Verhältnis zwischen einem solchen Menschen und den Phänomenen seiner Umgebung. Wer diese Kräfte in sich ausgebildet hat, erlangt das Wissen, das ihn erkennen lässt, welches Verhältnis ein bestimmtes Ding zum Menschen hat. Daraus ergibt sich auch eine Erkenntnis der Wirkung der Heilkräfte.

Paracelsus brauchte nicht erst zu probieren, ebenso wenig wie der Magnet zu probieren braucht, der das Eisen anzieht. Er konnte sagen, dass im Roten Fingerhut diese oder jene Heilkraft wohnt. Ein solches Wissen wird erst dann wiederkommen, wenn der Arzt erkennen wird, dass es nicht nur auf den intellektuellen Verstand, sondern auf die innere Lebenshaltung ankommt; wenn er weiß, dass er selbst ein ganz anderer Mensch werden muss. Wenn er Temperament, Charakter, die ganze Anlage seiner Seele umgewandelt hat, dann kann er erst jene Schau- und Erkenntniskraft gegenüber den Kräften der Welt entfalten, welche den Menschen harmonisieren. Das wird in gar nicht so ferner Zukunft möglich sein. Die geisteswissenschaftliche Weltanschauung hat vor allem gewisse Prinzipien anzugeben, und einige davon sollen sich an diese allgemeine Betrachtung anschließen. Wer will, kann daran viel gewinnen.

Vier Momente kommen dabei in Betracht. Das Erste ist, dass ein gewisser Zusammenhang besteht zwischen dem, was man Verdauung, und dem, was man Denktätigkeit nennt. Mit anderen Worten: Was die Verdauung auf einem niederen Gebiete ist, das ist die Denktätigkeit auf einem höheren Gebiete. Beide stehen im Organismus des Menschen, so wie er sich auf dem physischen Plane darlebt, in einem innigen Kontakt. Etwas Konkretes über diesen Kontakt soll jetzt angeführt werden. Zur Denktätigkeit gehört es, dass man logisch folgern kann, das richtige Folgern des einen Begriffes aus einem anderen. Dieses Folgern innerhalb der Gedankentätigkeit ist etwas ganz Bestimmtes. Man kann gewisse Übungen machen, um diese Denktätigkeit in ein bestimmtes Gleis zu bringen. Dasselbe, was Sie in dieser Denktätigkeit seelisch bewirken, wenn Sie solche logischen Übungen ausführen, bewirkt in der Verdauung eine bestimmte Substanz, und zwar der Kaffee. Das ist keine phantastische Annahme, sondern man kann diese Tatsache belegen. Was Sie dem Magen mit dem Kaffee antun, das bewirken Sie beim Denken, wenn Sie praktische logische Übungen machen. Wenn Sie Kaffee trinken, fördern Sie in einer gewissen Weise die logische Folgerichtigkeit im Denken. Und wenn man sagt, der Genuss des Kaffees bedeute eine Steigerung derjenigen Tätigkeit, die für die Stärkung des Denkens erforderlich sei, so ist das wohl zutreffend. Aber der Kaffee fördert eben nur auf eine unselbständige Weise das folgerichtige Denken: Er wirkt wie durch einen Zwang. Sie fühlen in sich eine gewisse Unselbständigkeit, etwas wie eine Wirkung von außen. Will der Mensch folgerichtig denken, dabei aber unselbständig bleiben, so mag er viel Kaffee trinken. Wenn er aber die Denktätigkeit selbständig vollziehen will, dann muss er sich gerade von den Dingen freimachen, die auf das Untere wirken; er muss die Kräfte in sich ausbilden, die von der Seele ausgehen. Dann wird er auch die Erfahrung machen, dass nach entsprechenden Übungen auch der Magen wieder in Ordnung kommt oder in Ordnung bleibt.

Eine andere Sache: Der geordneten Denktätigkeit gegenüber steht dasjenige Denken, das nicht bei einem Gedanken stehen bleiben kann, das haltlose Denken. Es wirkt zerstreuend und ist durch eine Art bestimmt, die nicht einen Gedanken mit dem anderen zusammenhalten kann. Auch dieses Denken hat sein Korrelat in der Wirkung eines bestimmten Stoffes auf die Verdauung, und dieser ist im Tee enthalten. Der Tee wirkt in der Tat im Unteren wieder so, wie das alle Gedankenflüchtigkeit Bewirkende im Oberen. Daraus können Sie entnehmen, dass gewisse schädliche Wirkungen des Tees unter Umständen recht verheerend sein können. Glauben Sie aber nicht, dass jemand, der sein ganzes Leben hindurch Tee trinkt, schließlich innerlich ganz zerrissen sein müsste. Wenn er durch den Tee nicht in einer derartigen Weise nachteilig beeinflusst wird, ist das nur ein Beweis, dass sein Organismus genügend Widerstandskraft besitzt.

Wenn wir nun noch einmal auf Verdauung und Denktätigkeit zurückkommen, so werden wir finden, dass insbesondere auf diesem Gebiet viel zu tun ist. Man sollte sich darüber klar sein, dass die Menschheit immer mehr zu einer bewussten Ernährungsweise übergehen muss. Wer heute auf diesem Gebiet Erkenntnisse sammelt, begeht freilich oft noch einen bestimmten Fehler. Dieser besteht darin: Der Mensch will zu viel von dem lernen, was er «Natur» nennt; er will ganz und gar nur der Natur folgen. Paracelsus sagt demgegenüber: Man soll nicht ein Knecht der Natur sein. Zwar soll der Arzt durch der Natur Examen gehen, aber er muss ein Künstler sein, er muss die Natur fortsetzen. – Und die wirklichen Heilmittel sieht Paracelsus nicht in dem, was man der Natur unmittelbar entnimmt, sondern in Neuprodukten, die aus dem Geiste der Natur heraus geschaffen werden. So erwartet Paracelsus eine Epoche der Medizin, welche derartige Neuprodukte als eigentlich wirksame Heilmittel verwendet. Um eine Fortsetzung der Natur auf diesem Gebiete handelt es sich einzig und allein.

Wenn heutzutage die Leute begründen wollen, warum eine gemischte Kost für den Menschen das Richtige sein soll, dann pflegen sie zu argumentieren: Pflanzenfresser seien die Wiederkäuer, diese hätten einen besonders veranlagten Magen und entsprechende Verdauungswerkzeuge. Fleischfresser seien die Raubtiere, deren Verdauungswerkzeuge und deren Gebiss auf den Fleischgenuss ausgerichtet seien. Des Menschen Zähne und Verdauungswerkzeuge seien nun ein Mittelding zwischen denen der Wiederkäuer und denen der Raubtiere. Deshalb weise die Natur selbst den Menschen auf eine gemischte Kost hin. – Aber alles in der Welt ist ja gerade im Fluss, im Werden und Wachsen. Nicht wie der Mensch heute ausschaut, sondern wie er anders werden kann, darum handelt es sich. Wird der Mensch zur Pflanzennahrung übergehen, so werden die

Organe zurückgehen, die mehr der Fleischnahrung entsprechen, und es werden die Organe ausgebildet werden, die für die Pflanzennahrung notwendig sind. Man muss in Betracht ziehen, wie es einmal war und wie es in der Zukunft werden kann. Man gibt daher dem Menschen nicht die richtige Nahrung, wenn man sie auf seinen gegenwärtigen Status abstellt, sondern erst dann, wenn man seinen inneren Werdegang ins Auge fasst. Durch Statistiken und äußere Tatsachen erfassen Sie nur den äußeren Status, Sie erfassen aber nicht die Richtung, in der sich der Mensch bewegen muss. Man muss die Welt auch ein wenig im Großen betrachten.

[...]

Nun werden Sie sich denken können, dass man in diese Verhältnisse gegebenenfalls auch korrigierend eingreifen kann. Ein Mensch kann seine Ernährung so einrichten, dass er nur kurze Zeit zum Verdauen braucht, während ein anderer vielleicht lange Zeit damit zubringt. Das lässt uns wieder tief in den menschlichen Organismus hineinschauen. Wenn nämlich der eine Mensch Reis isst und schnell mit seiner Verdauung fertig ist, dann bleiben gewisse Kräfte übrig, die ihm alsdann für seine Denktätigkeit zur Verfügung stehen. Ein anderer Mensch, der zum Beispiel Wildente isst und entsprechend längere Zeit zur Verdauung braucht, kann durchaus klug sein; aber wenn er Gedanken produziert, denkt in Wirklichkeit sein Bauch. Der eine kann ein schwacher Denker sein, aber selbständig denken, der andere ein starker Denker, aber unselbständig denken. Daraus können Sie wiederum eine Lehre ziehen.

Um noch etwas anderes zu berühren: Die denkbar größte Sorgfalt muss darauf gerichtet sein, dass dem Körper nicht zu viel und nicht zu wenig Eiweißstoffe zugeführt werden. Da muss unbedingt das richtige Maß gefunden werden. Denn innerhalb der Verdauung entsprechen die Eiweißstoffe demjenigen, was in der Denktätigkeit bei der Erzeugung von Vorstellungen vor sich geht. Dieselbe Tätigkeit, welche die Fruchtbarkeit des Denkens bewirkt, wird im unteren Organismus durch die Eiweißstoffe hervorgerufen. Werden diese dem Menschen nicht in ausgewogener Menge zugeführt, dann erzeugen sie einen Überschuß von solchen Kräften, die in der unteren Leibestätigkeit dem entsprechen, was in der oberen die Vorstellung bildet. Nun soll aber der Mensch immer mehr Herr seiner Vorstellungen werden. Darum soll die Zufuhr von Eiweißstoffen in gewissen Grenzen bleiben, sonst wird er von einer Vorstellungstätigkeit überwältigt, von welcher er gerade frei werden sollte. Das hatte Pythagoras im Sinne, wenn er seinen Schülern die Lehre gab: Enthaltet euch der Bohnen!

Freilich kommen dann Leute und sagen: Seht euch den Reisesser an! Das ist ein schwacher Denker. – Ja, dann ist eben ein solcher Mensch bei seinem Reis noch nicht entwickelt, aber es handelt sich nicht darum, dass man nur die Regeln kennt und meint, jeder brauche sie nur auszuführen. Wenn das Untere zum Oberen nicht stimmt, wird man auch dadurch Unheil anrichten können. Nehmen Sie einen Menschen, der sich vor kurzem dem Vegetarismus zugewandt hat. Dann verläuft bei diesem neuen Vegetarier die Tätigkeit im Unteren in einer ganz bestimmten Weise. Gewisse Kräfte wandeln sich von materiellen in geistige um. Werden sie aber nicht verwendet, so wirken sie nachteilig und können sogar die Gehirntätigkeit beeinträchtigen. Wer sich nicht anders beschäftigt als etwa ein Bankier oder ein gewöhnlicher Stubengelehrter, kann sich dabei sehr schädigen, falls er nicht spirituelle Vorstellungen aufnimmt durch jene Kräfte, die durch seine vegetarische Lebensweise aufgespart werden. So muss der Vegetarier auch zugleich zu einem spirituellen Leben übergehen, sonst soll er lieber Fleischesser bleiben, sein Gedächtnis könnte Störungen erleiden, gewisse Gehirnpartien könnten geschädigt werden und so weiter. Es genügt nicht, sich von Früchten zu ernähren, damit einem die höchsten Gebiete des geistigen Lebens erschlossen werden.

Quellenverzeichnis

Erwähnte und zitierte Bände der Rudolf Steiner Gesamtausgabe (GA), Rudolf Steiner Verlag, Dornach (in Klammern: aktuelle Auflage):

57 *Wo und wie findet man den Geist?* (1984)

96 *Ursprungsimpulse der Geisteswissenschaft* (1989)

145 *Welche Bedeutung hat die okkulte Entwicklung des Menschen für seine Hüllen – physischer Leib, Ätherleib, Astralleib – und sein Selbst?* (2005)

230 *Der Mensch als Zusammenklang des schaffenden, bildenden und gestaltenden Weltenwortes* (1993)

347 *Die Erkenntnis des Menschenwesens nach Leib, Seele und Geist. Über frühe Erdzustände* (1995)

348 *Über Gesundheit und Krankheit. Grundlagen einer geisteswissenschaftlichen Sinneslehre* (1997)

350 *Rhythmen im Kosmos und im Menschenwesen. Wie kommt man zum Schauen der geistigen Welt?* (1991)

352 *Natur und Mensch in geisteswissenschaftlicher Betrachtung* (1981)

354 *Die Schöpfung der Welt und des Menschen. Erdenleben und Sternenwirken* (2000)

Nachweise

Die ersten Wörter eines neuen Textauszugs sind jeweils in Kapitälchen gesetzt, längere Auslassungen in einem zusammenhängenden Text durch eine Leerzeile gekennzeichnet. Folgt ein Auszug aus einem anderen Text, ist er durch doppelte Leerzeile vom vorangehenden getrennt und der Anfang erneut durch Kapitälchen hervorgehoben.

Seite

11 *Es sind von diesem Orte aus:* Vortrag München, 8. Januar 1909, *Das Goetheanum*, Nr. 47, 24. 11. 1935, S. 369.

Ein deutscher Philosoph ist es: Ebd., S. 369 f.

14 *Wir müssen uns wieder über die vielgliedrige:* Vortrag Berlin, 17. Dezember 1908, GA 57, S. 173–175.

16 *Nun wissen Sie alle, dass der Mensch zunächst:* Vortrag München, 8. Januar 1909, Das Goetheanum, Nr. 47, 24. 11. 1935, S. 370 f.

19 *Halten wir uns vor: Wie wird dieses Ich:* Ebd., S. 377–379.

31 *Aus den bisherigen Darstellungen werden Sie:* Vortrag Dornach, 10. November 1923, GA 230, S. 180–194.

49 *Sehen Sie, es ist zum Beispiel interessant:* Vortrag Den Haag, 21. März 1913, GA 145, S. 29–40.

63 *Ich möchte noch gern zu dem:* Vortrag Dornach, 23. Januar 1924, GA 352, S. 47–64.

85 *Ich möchte heute einiges noch beifügen:* Vortrag Dornach, 2. August 1924, GA 354, S. 112–117.

91 *Nun noch etwas zu der Frage von Herrn Burle:* Ebd., S. 122–126.

97 *Damit Sie ein mehr vollständiges Bild bekommen:* Vortrag Dornach, 16. September 1922, GA 347, S. 99–115.

119 *Herr Burle: Ich möchte Herrn Doktor einmal fragen:* Vortrag Dornach, 31. Juli 1924, GA 354, S. 94–111.

140 *Nun isst ja der Mensch fortwährend:* Vortrag Dornach, 13. Januar 1923, GA 348, S. 256–260.

146 *Also wir können schon sagen:* Ebd., S. 261–263.

149 *Nun möchte ich Ihnen, weil das auch:* Vortrag Dornach, 18. Juli 1923, GA 350, S. 207–214.

157 *Sie werden sich erinnern:* Vortrag Dornach, 22. September 1923, GA 350, S. 290–299.

168 *Wir können nun aber weitergehen:* Ebd., S. 299–302.

172 *Nun, Sie werden sagen:* Ebd., S. 305.

175 *Fragestellung in Bezug auf die Wirkung des Alkohols:* Vortrag Dornach, 8. Januar 1923, GA 348, S. 211–228.

197 *Nun wollen wir einmal versuchen:* Vortrag Dornach, 13. Januar 1923, GA 348, S. 249–256.

207 *Heute soll vom geisteswissenschaftlichen Standpunkt:* Vortrag Berlin, 22. Oktober 1906, GA 96, S. 164–170.

213 *Wenn wir nun noch einmal auf Verdauung:* Ebd., S. 172–175.